LES ACTUALITÉS MÉDICALES

Les Traitements

du

Goître Exophtalmique

Les Traitements

du

Goitre Exophtalmique

PAR

PAUL SAINTON ET **LOUIS DELHERM**

Ancien Chef de Clinique de la Faculté
de médecine de Paris.

Ancien Interne des Hôpitaux
de Paris.

Préface de M. le Professeur GILBERT BALLET

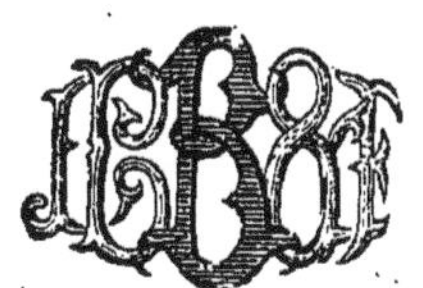

PARIS

LIBRAIRIE J.-B. BAILLIÈRE ET FILS

19, RUE HAUTEFEUILLE, 19

1908

LES TRAITEMENTS

DU

GOITRE EXOPHTALMIQUE

PRÉFACE

Le Congrès de médecine, qui s'est tenu à Paris
au mois d'octobre 1907, avait mis à son ordre du
jour le Traitement du goître exophtalmique.
M. Paul Sainton et M. Delherm ont eu la bonne
idée de réunir et de fondre ensemble les rapports
qu'ils ont rédigés à cette occasion. Le livre qu'ils
publient est une mise au point de la question,
très exacte et très claire, et l'exactitude et la
clarté sont les qualités dominantes d'un ouvrage
de vulgarisation bien fait.

Ils ont été bien inspirés en intitulant leur travail : Traitements et non pas traitement (au sin-
gulier). C'est qu'en effet il n'y a pas *un* traitement,
mais *des* traitements de la maladie de Basedow.
Rares sont les affections contre lesquelles on peut
prescrire une médication toujours identique.
Même dans celles qui semblent en comporter (la
syphilis par exemple, ou la diphtérie), il y a à
tenir compte des indications particulières aux

divers cas, qui entraînent des modifications des procédés et de la technique.

La clinique s'accommode mal des traitements systématiques qui ont le privilège de séduire, par la simplification qu'ils apportent à la thérapeutique, les esprits insuffisamment rompus à la recherche des indications particulières. L'empirique peut s'en contenter, mais non le médecin digne de ce nom, ni le malade.

Cette vérité apparaît dans tout son jour quand on envisage le goitre exophtalmique. Ni l'organothérapie, ni l'électricité, ni les traitements médicamenteux, ni les traitements chirurgicaux ne donnent toujours et dans tous les cas les mêmes résultats, mais l'organothérapie, l'électricité, certains médicaments, certaines interventions chirurgicales, donnent des résultats, de bons et satisfaisants résultats, quand on sait en user opportunément.

Le livre de MM. Sainton et Delherm vise précisément à montrer ce qu'on doit attendre de chacun de ces procédés et dans quelles catégories de cas on doit en attendre quelque chose.

Après l'avoir lu, le médecin aura une idée aussi nette qu'on la peut avoir actuellement des moyens d'action dont il disposera, suivant les cas, et c'est, ce me semble, le meilleur éloge qu'on puisse faire d'un ouvrage poursuivant le but de celui-ci.   GILBERT BALLET.

Paris, 31 décembre 1907.

I. — INTRODUCTION.

LES VARIÉTÉS PATHOGÉNIQUES DE LA MALADIE
DE BASEDOW.

La thérapeutique actuelle tend de plus en plus à s'attaquer à la cause primordiale de la maladie et à devenir pathogénique. Malheureusement, cette thérapeutique idéale n'est pas toujours réalisable, dans l'ignorance où nous sommes des sources réelles du mal.

Il est donc inévitable qu'il y ait une certaine indécision dans la conduite à tenir dans les syndromes cliniques, où le point de départ réel est plus difficile à trouver et où un masque clinique identique est l'expression de troubles organiques ou fonctionnels divers. Il serait cependant irrationnel, dans les cas où le *primum movens* du syndrome peut être incertain, de se borner à parer aux accidents, en instituant une médication symptomatique; il faut essayer des traitements pathogéniques : le succès de tel ou tel devient à son tour un renseignement précieux pour le diagnostic, puisqu'il est susceptible d'éclairer le praticien sur l'origine des phénomènes morbides. C'est pour cela qu'il est nécessaire, lorsque l'on traite un malade, quelles que soient les inconnues du problème pathogénique présenté, de se laisser guider par une idée directrice. Le médecin doit savoir ce qu'il veut et pourquoi il le veut ; avant d'entrer dans l'exposé des moyens thérapeutiques mis en œuvre contre le syndrome basedowien, il est donc indispensable de résumer les conceptions actuellement admises sur l'origine de la maladie ; ainsi l'on saura sur quelles données s'appuyer, pour préférer tel ou tel mode de traitement, au lieu de se laisser aller à des essais purement empiriques.

Depuis que la maladie de Basedow a été décrite, sa place dans le cadre nosologique a singulièrement varié ; elle fut d'abord rangée parmi les névroses, puis parmi les troubles bulbaires ou sympathiques.

Actuellement, en faisant la part des divergences ou des opinions contradictoires émises sur son origine, deux notions nous apparaissent comme incontestées : la première est qu'elle consiste en un trouble de la fonction thyroïdienne ; la seconde, c'est qu'une prédisposition nerveuse constitue un terrain singulièrement propice à son développement. Une troisième notion, de date plus récente, est celle de la réaction que peuvent amener sur la fonction thyroïdienne des troubles de la fonction d'autres glandes à sécrétion interne, telles que l'ovaire, le testicule, la surrénale et l'hypophyse.

Il résulte de ces données que la maladie de Basedow nous apparaît comme un syndrome, fixe dans ses traits essentiels, variable dans ses modalités cliniques et pathogéniques. La dissociation définitive des variétés n'est pas encore faite, mais on est autorisé à classer de la façon suivante les diverses formes cliniques :

1° Il y a une *maladie de Basedow* primitive, dans laquelle le trouble sécrétoire thyroïdien et les phénomènes nerveux dominent. C'est celle où les symptômes apparaissent rapidement au complet, où l'exophtalmie est extrême, où la tachycardie est énorme, où le tremblement n'est qu'une palpitation incessante, prête à s'accentuer au moindre choc physique et moral, où le goitre est mou et vasculaire, avec des battements de toutes les artères du cou ;

2° Il y a des *syndromes basedowiformes* plus ou moins accentués et qui reconnaissent des causes diverses.

A. — SYNDROME BASEDOWIEN DU A DES ALTÉRATIONS THYROÏDIENNES.

Pour nous, basedowisme et thyroïdisme sont synonymes ; il y a tous les degrés entre la tétrade symptomatique de la maladie de Basedow, que nous venons de rappeler, et les formes frustes du thyroïdisme.

Il est incontestable que certains sujets naissent avec une tendance au basedowisme ; de même qu'il existe une débilité thyroïdienne congénitale se traduisant par du myxœdème plus ou moins fruste, de même il existe une hypersthénie ou une hyperexcitabilité naturelle, que l'on pourrait appeler *basedowisme congénital*. Elle se rencontre de préférence chez des femmes pour qui la moindre émotion, colère, inquiétude, excitation même d'une conversation, est l'occasion d'une exophtalmie légère avec éclat particulier du regard, de gonflement du cou, de fréquence des battements cardiaques, d'un état trémulant léger.

Souvent les lésions du corps thyroïde, thyroïdites infectieuses, tumeurs, s'accompagnent de symptômes analogues, mais plus nets. L'ingestion de l'iode chez les goitreux produit des phénomènes de même ordre.

Il faut réserver une place à part dans cette classe au *goitre basedowifié* (Pr Marie), dans lequel la tumeur goitreuse précède de longues années l'apparition de la tachycardie, de l'exophtalmie et du tremblement ; il est fréquent dans les pays à goitre.

B. — Syndrome basedowien d'origine émotive ou réflexe.

Certains goitres exophtalmiques font leur éclosion subite à la suite d'émotions violentes ; ce sont ces cas qui ont été considérés comme dus à un syndrome hystérique simulateur de la maladie de Basedow. Ils seraient d'ailleurs guéris par la suggestion soit directe, soit indirecte (opération simulée). Ces faits sont exceptionnels ; pour certains auteurs, ils s'expliqueraient par une mise en jeu subite d'un thyroïdisme latent jusque-là.

De ces cas, il faut rapprocher les quelques observations où la maladie disparut à la suite d'opérations sur la muqueuse nasale enflammée ou irritée par une tumeur. Quelle relation exacte existe entre les deux symptômes ? S'agit-il d'une excitation nerveuse périphérique, provoquant une excitation de la sécrétion thyroïdienne ? L'intervention agit-elle uniquement par suggestion ? Les deux opinions peuvent être soutenues.

C. — Syndrome basedowien d'origine sympathique ou bulbaire.

Depuis longtemps, le goitre exophtalmique a été considéré comme dû à une lésion du sympathique cervical, du sympathique tout entier ou des centres bulbaires. Il est admissible que certains goitres exophtalmiques sont dus à un trouble dans le système sympathique. Mais, lorsqu'on veut expliquer d'une façon précise les symptômes présentés, on se heurte à des contradictions ; les bases physiologiques en sont discutées ; les résultats variables des opérations sur le sympathique et l'inconstance des lésions histologiques constatées ne permettent pas de préciser le rôle de cet appareil nerveux.

Il y a plusieurs observations de tabes bulbaires où des troubles basedowiens se sont montrés au cours de la maladie. Cette notion, classique en France, est contestée à l'étranger, et Hascovec considère que le syndrome est trop incomplet pour être considéré autrement que comme un syndrome pseudo-basedowiforme.

D. — SYNDROME BASEDOWIEN D'ORIGINE OVARIENNE.

Les troubles de la fonction ovarienne donnent naissance à des syndromes basedowiformes, en général assez frustes. Ils coïncident alors avec des troubles de la fonction menstruelle, principalement à l'époque de la puberté et de la ménopause; d'autres fois, ils apparaissent à la suite d'un accouchement ou d'une intervention opératoire sur l'appareil génital. Ils sont en général considérés comme étant la conséquence d'une insuffisance ovarienne.

E. — SYNDROME BASEDOWIEN DU A DES TROUBLES DANS LES FONCTIONS DE DIVERSES GLANDES A SÉCRÉTION INTERNE.

La coïncidence de différents syndromes basedowiformes avec la maladie d'Addison, l'acromégalie, ont fait soupçonner la participation des glandes surrénales et de l'hypophyse dans le processus. Cette variété est à peine décrite ; en dehors des faits cliniques, elle s'appuie sur les recherches anatomo-pathologiques et physiologiques, qui établissent un lien entre les organes à sécrétion interne dans leur rôle dans le métabolisme général.

Le trouble de la sécrétion thyroïdienne serait secondaire dans ces cas ; il résulterait d'un trouble primitif d'une glande autre que la thyroïde.

Comme on le voit par cet exposé, nous nous sommes ralliés à la théorie de l'hyperthyroïdation ; nous ne soulèverons pas la question de savoir quel est le principe hypersécrété ; ce serait entrer dans des discussions où les hypothèses sont encore fragiles et incertaines. Elles ne sauraient avoir d'intérêt pour le praticien.

II. — TRAITEMENT DE LA MALADIE DE BASEDOW

Les moyens employés peuvent être : médicaux ou chirurgicaux.

Comme on le verra dans la suite, nos préférences sont pour les premiers, auxquels on devra avoir recours dans l'immense majorité des cas.

Nous étudierons donc successivement :

1° Le traitement médical ;

2° Le traitement chirurgical.

I. — TRAITEMENT MÉDICAL.

Le traitement médical fournit des ressources
suffisantes; il a à son actif assez de succès pour
que l'on puisse épuiser tous les moyens qu'il
comporte avant de remettre le malade entre les
mains du chirurgien. Il ne faut pas perdre de
vue ce fait incontesté, c'est qu'il y a des goitres
exophtalmiques qui guérissent spontanément.
Le but du médecin doit être d'aider cette évolution vers la guérison naturelle, en modifiant les
sécrétions thyroïdiennes ou les sécrétions des
autres glandes en connexion avec le corps thyroïde, en traitant les phénomènes nerveux et en
agissant sur les différents symptômes.

Il y a grand intérêt, chez les basedowiens, à
établir une médication systématique, à la prolonger suffisamment et à ne pas se décourager,
si le résultat immédiat ne répond pas aux espé-
rances conçues; car les améliorations lentes et
progressives sont les seules qui mènent à une
guérison durable.

Ces traitements seront étudiés dans quatre
chapitres :

1° L'organothérapie ;

2° Le traitement électrique ;

3° Le traitement médicamenteux et sympto-matique ;

4° Le traitement diététique, psychothérapique et hydrominéral.

1° ORGANOTHÉRAPIE.

Les méthodes employées se divisent en deux groupes : celles qui s'adressent au corps thy-roïde lui-même ; celles qui s'adressent à d'autres glandes à sécrétion interne.

A. — MÉTHODES S'ADRESSANT AU CORPS THYROÏDE.

I. — *Chymothérapie antithyroïdienne.*

Cette méthode, basée sur la théorie de l'hyper-thyroïdation, a été employée pour la première fois par Ballet et Enriquez. Elle a pour but de neutraliser l'excès de la sécrétion thyroïdienne en introduisant dans l'organisme des humeurs d'ani-maux privés de corps thyroïde.

Le mécanisme intime de l'action obtenue est encore très obscur. Par quelles successions de transformations passe la substance injectée ou ingérée ? Il nous semble inutile de soulever des hypothèses pour nous en tenir à l'exposé des résultats obtenus.

Ballet et Enriquez, les premiers, injectèrent du sérum de chiens éthyroïdés à neuf basedowiens ; les résultats furent satisfaisants, mais les accidents locaux furent tels qu'ils firent cesser l'application de cette méthode.

Actuellement, les modifications qu'elle a subies l'ont fait entrer dans le domaine pratique.

On emploie deux procédés principaux, l'hématothérapie antithyroïdienne et le traitement par le lait d'animaux éthyroïdés.

1° *Hématothérapie antithyroïdienne.* — Avant d'étudier la posologie, il nous semble indispensable d'indiquer les procédés en usage pour obtenir le sang.

Le sang de chien n'est guère employé ; on s'adresse généralement au sang de cheval, de taureau ou de mouton. On choisit des animaux adultes pour éviter des accidents graves ; on s'assure qu'ils ne sont point castrés, car la privation du testicule est susceptible de réagir sur la glande thyroïde et de modifier les résultats obtenus.

On enlève le corps thyroïde en respectant les glandes parathyroïdes externes. En général, les animaux supportent très bien l'opération ; ils ont parfois des accidents qui rappellent le myxœdème, de l'œdème des jambes et un peu d'apathie.

Vers la cinquième semaine, les animaux sont prêts à être saignés.

La plupart des expérimentateurs retirent la totalité du sang de l'animal. Mœbius, chez les moutons, recommandait des saignées successives ;

les prises de sang étaient faites tous les quinze jours environ. Quand les animaux étaient anémiés, on les sacrifiait. On peut se demander si cette dernière technique a un avantage; il semble cependant qu'aux dernières saignées l'activité du sérum soit moindre. La réalité du fait est difficile à affirmer, car il n'y a aucun moyen de mesurer cette activité.

PRÉPARATION ET POSOLOGIE. — Le sang recueilli peut être traité de différentes façons; le plus souvent on le dilue ou on le dessèche. Les deux modes de préparation employés sont donc le sang glycériné ou le sang desséché.

a. *Sang glycériné.* — Le sang est recueilli dans des vases aseptiques et additionné de son volume de glycérine (Hallion et Carrion). On obtient ainsi un mélange dont la conservation a une durée assez longue.

La dose employée varie un peu suivant les auteurs. Enriquez conseille une cuillerée à café aux trois repas pendant la première semaine, deux cuillerées à café pendant la seconde, trois cuillerées à café trois fois par jour pendant la troisième, ce qui fait une dose d'environ 45 centimètres cubes.

C'est la dose qu'emploie Oulmont, qui prescrit trois cuillerées à café, puis trois cuillerées à dessert, enfin trois cuillerées à soupe pendant trois mois.. Chauffard, Huchard, Claude, Claisse ont employé des doses analogues.

Le traitement n'est pas continu ; on peut inter-
caler un jour de repos par semaine, ou une semaine
sur quatre de traitement. Si les sujets réagissent
à la médication et si les symptômes s'amendent,
il est nécessaire de continuer la médication assez
longtemps ; mais il est bon d'augmenter progressivement les intervalles de repos, si bien qu'au
bout de six mois les sujets ne doivent être soumis
à la médication qu'une semaine par mois. Car il
est imprudent, même dans les cas d'amélioration
rapide, de cesser trop brusquement le traitement.

Les doses employées actuellement d'ailleurs
sont encore timides ; elles pourraient être élevées
sans danger.

b. *Sang desséché*. — Le sang glycériné a l'inconvénient de répugner à certains malades à cause
de son aspect, et sa conservation, quoique longue,
n'est pas indéfinie.

Aussi Christens, Hertoghe ont songé à soumettre le sang à la dessiccation ; Hertoghe conseille la poudre de sang de taureau à la dose de
0^{gr},25 à 0^{gr},50 par jour en cachets.

Christens fait faire des tablettes avec du sang
desséché pulvérisé et additionné d'un peu de
gomme et le donne à la dose de 0^{gr},35 par jour.

c. *Sérum*. — Le sérum, désigné à tort sous le
nom de sérum de Mœbius, puisque la priorité
de son emploi revient à Ballet et Enriquez, est
préparé de la façon suivante : à la saignée, le sang
est recueilli dans des vases aseptiques, contenant

une plaque de plomb percée de trous pour favoriser la rétraction du caillot ; il est conservé au frais ; puis, quand la totalité du sérum est recueillie, il est filtré à la bougie Berkefeld ; il peut être additionné d'une trace d'acide phénique, car il s'altère avec une grande rapidité. L'addition de quelques gouttes d'acide phénique (5 centigrammes par 10 centimètres cubes) ne semble pas modifier sensiblement ses propriétés ni détruire la substance active.

En général, le sérum n'est pas employé par la voie hypodermique : Watermann cependant fait des injections de 8 centigrammes. Elles sont mal supportées et peuvent être suivies d'accidents locaux.

D'ailleurs son action, pris en ingestion, est prouvée depuis longtemps. Il a sur le sang glycériné l'avantage d'être moins répugnant pour certains malades.

Mœbius donnait le sérum à la dose de 5 grammes tous les deux jours, pris dans un peu de vin.

Eulenburg, dont la méthode est classique en Allemagne, donne X gouttes trois fois par jour ; puis le troisième jour XV gouttes ; le cinquième, XX ; le septième, XXV ; le neuvième, XXX ; le onzième jour, la dose est diminuée de façon que le sujet ait pris 100 centimètres cubes en tout le dix-huitième jour. Le sérum peut se prendre dans un peu d'eau, ou additionné de vin ou de sirop de framboises.

Les doses utilisées nous semblent encore trop faibles. Crouzon employa C gouttes par jour ; nous avons pu donner sans aucun accident *30 centimètres cubes par jour*. Si nous résumons notre expérience personnelle, il nous semble que la dose moyenne est de 5 centimètres cubes à 10 centimètres cubes par jour, à continuer pendant trois semaines. On suspend alors le traitement huit jours, pour reprendre ensuite.

2° ***Traitement par le lait de chèvres éthyroïdées.*** — Otto Lanz, le premier, après une série d'expériences, a pensé que le principe actif de la médication antithyroïdienne pouvait se trouver dans d'autres humeurs que le sang, et particulièrement dans le lait. Il a donc éthyroïdé des chèvres et a administré leur lait à un certain nombre de malades. Burghardt et Blumenthal, Gœbel, Christens ont employé ce procédé, qui est assez répandu en Suisse à l'heure actuelle.

La dose moyenne que l'on donne aux malades est d'un quart à un demi-litre de lait frais *pro die*.

En raison des difficultés pratiques que présente ce mode de traitement, Burghardt et Blumenthal ont eu l'idée d'employer la poudre de lait désséché ; la dose moyenne est de 30 à 70 grammes. Elle serait assez altérable et aurait un goût désagréable, d'après certains auteurs(1).

(1) Ce lait desséché est désigné en Allemagne sous le nom de *rodagène*.

3°Précautions à prendre pendant le traitement chymothérapique. — Ses résultats. — Le traitement par les humeurs d'animaux éthyroïdés n'a jamais amené d'accidents. Murray, dans un cas, a signalé du collapsus cardiaque; mais, si l'on relit son observation, on voit qu'elle n'est pas suffisamment démonstrative. En tout cas, elle est exceptionnelle.

La seule précaution importante à prendre est de surveiller le pouls du malade et de suspendre le traitement si la diminution du nombre des pulsations est trop rapide. Blumenthal, Pitt, Dürig ont vu apparaître de l'apathie, de la lassitude et des phénomènes faisant songer au myxœdème. Il suffit de suspendre la médication pour que tout rentre dans l'ordre.

Les résultats obtenus par ce mode de traitement ont été résumés par nous dans une statistique portant sur 221 cas observés par divers auteurs ; des guérisons ont été constatées dans 23 cas, soit 10 p. 100 ; des insuccès (état stationnaire ou aggravation) dans 23 cas, soit 10 p. 100 ; des améliorations dans 175 cas, soit près de 80 p. 100.

Les médecins qui ont employé ce mode de traitement se sont préoccupés de préciser quel était le symptôme sur lequel il agissait. D'après notre expérience, il est impossible de déterminer à l'avance quel sera le phénomène influencé d'abord. Les résultats varient suivant les sujets ; chez l'un, c'est la tachycardie ; chez un autre, c'est l'exophtalmie ; chez d'autres enfin, l'action se traduit par

l'amélioration de l'état général. Chaque malade
réagit à sa manière.

La médication chymothérapique, dans certains
cas, échoue totalement ; aussi ne doit-elle pas
être continuée indéfiniment. Mœbius avait limité
à deux mois la période d'essai ; ce terme nous
semble un peu court ; chez une malade suivie
pendant très longtemps et atteinte d'une forme
sévère, nous n'avons constaté d'amélioration qu'au
bout de quatre mois. Une épreuve de trois mois
est en moyenne suffisante ; car on peut diviser
les sujets en deux catégories : ceux qui réagissent
et ceux qui ne présentent aucun symptôme d'apai-
sement. Il faut alors, chez ces derniers, s'adresser
à d'autres modes de traitement ; il est probable
que chez eux le trouble de la fonction thyroïdienne
n'est point primitif ou essentiel et reconnaît
pour cause initiale des perturbations d'autres
glandes à sécrétion interne.

II. — *Sérothérapie thyrotoxique.*

Cette méthode, dont l'application est de date
récente, n'a guère été employée en Europe ; cependant les résultats publiés aux États-Unis sont
tellement intéressants qu'il nous semble devoir
lui faire une place et en indiquer le principe et les
résultats.

Le principe dérive de la découverte des sérums
cytotoxiques et des travaux de Metchnikoff, de

Bordet et de leurs élèves. Si l'on injecte dans le péritoine d'un lapin une bouillie de corps thyroïde de chien, cet animal réagit de manière plus ou moins vive à l'injection ; mais si, chez un même lapin, on répète à intervalles plus ou moins rapprochés ces injections de bouillie thyroïdienne, il arrivera un moment où il ne réagira plus. Il sera vacciné, pour ainsi dire, contre les cellules du corps thyroïde de chien. Le sérum de ce lapin acquiert alors des propriétés particulières ; si on l'injecte à un chien soit dans les veines, soit sous la peau, il aura une action destructive élective sur les cellules du corps thyroïde ; il sera cyto-toxique pour les cellules sécrétoires de la glande thyroïde. On aura ainsi obtenu un sérum thyro-toxique.

L'obtention de ces sérums a été réalisée par plusieurs expérimentateurs, Sartinara, Gont-scharukow, Mankowski, Demoor et van Lint. En France, Jean Lépine (de Lyon), Hallion et Jules Lévy ont eu des résultats expérimentaux analogues.

Si l'on injecte à un chien un sérum thyro-toxique pour l'espèce canine, le résultat expéri-mental sera la destruction de l'élément noble de la glande thyroïde ; le chien deviendra myxœdémateux si la dose est légère ou admi-nistrée par la voie sous-cutanée. Il sera atteint d'insuffisance thyroïdienne aiguë et succombera rapidement si la dose est forte et introduite par la voie intraveineuse.

De ces recherches expérimentales à l'application thérapeutique, il n'y a qu'un pas à franchir.

Il faut, pour supprimer la suractivité fonctionnelle de la glande thyroïde, trouver un sérum qui soit thyrotoxique pour l'espèce humaine. Toute intervention chirurgicale serait ainsi écartée.

Les applications de la sérothérapie thyrotoxique ont été rares en France, en raison de la difficulté qu'il y a à se procurer des corps thyroïdes humains. Jean Lépine a essayé sans succès chez l'homme un sérum obtenu chez la chèvre avec le corps thyroïde de chien.

En Amérique, Rogers et Beebe ont employé la thérapeutique thyrotoxique, en inoculant des animaux avec des thyroïdes humaines recueillies à l'autopsie ou au cours d'une opération. Nous donnons, à titre de renseignement, la préparation qu'ils font subir aux glandes. Les glandes macérées dans la glacière, dans six à huit fois leur volume de sérum physiologique après addition de thymol et de chloroforme, sont passées à l'étamine, filtrées et centrifugées. Le liquide épais et opalin obtenu fut acidifié avec de l'acide acétique, qui amena un précipité de nucléo-albumines; puis le liquide restant fut décanté et saturé avec du sulfate d'ammoniaque, qui précipita le reste des nucléo-albumines et des globulines, au nombre desquelles se trouvait la thyréo-globuline, principe supposé actif de la sécrétion thyroïdienne. Une

partie de ce précipité fut injectée immédiatement
à des lapins ; certains succombèrent; ceux qui
survécurent furent saignés et donnèrent un sérum
très actif, appelé sérum A.

Le reste du précipité obtenu fut desséché ; il
fut injecté à des lapins, qui donnèrent un sérum B ;
enfin un sérum C fut préparé de même façon et
injecté à des lapins ou à des moutons.

Le sérum ainsi préparé est employé chez
l'homme en injections sous-cutanées à la dose
de 1 centimètre cube dans les vingt-quatre heures.
L'injection peut être suivie de cyanose, de dyspnée, de perte de connaissance ou de diarrhée.
Mais ces accidents cèdent rapidement à un traitement approprié.

Ce sérum aurait une double action : 1° il serait
antitoxique contre l'empoisonnement par la
thyréo-globuline ; 2° il utiliserait l'action d'un anti-
corps contre la nucléo-protéide de la glande
thyroïde.

Dans leur dernière statistique, Rogers et Beebe
accusent, sur 90 cas, 23 guérisons et 11 insuccès :
4 malades ont succombé. Doit-on mettre en cause
la médication ? Il semble bien qu'elle ait pu être
nocive dans certains cas.

Les auteurs autres que Rogers et Beebe qui
l'ont employé varient d'opinion sur son efficacité.
Mac Callum et Ewig se montrent sceptiques en
face des résultats.

Il nous semble indispensable de faire quelques

remarques sur ce mode de traitement. Les promoteurs lui attribuent une efficacité modérée dans les cas de maladie de Basedow à évolution subaiguë ou chronique. Ils n'admettent son action que dans le thyroïdisme aigu ; or il nous est bien rarement donné de voir des syndromes basedowiens à marche aiguë. D'autre part, on ne peut s'empêcher d'élever quelques réserves sur le mode de préparation et la valeur cytotoxique de ce sérum ; les additions de chloroforme, de thymol, les précipitations obtenues dans la préparation nous paraissent peu conformes aux règles établies pour l'obtention des sérums cytotoxiques en général. Dans l'ignorance où nous sommes des modifications produites au cours de ces différentes manipulations, nous devons nous montrer plus que réservés sur l'application de ces méthodes. Il y a lieu de faire une longue étude expérimentale et thérapeutique avant de considérer comme pratique l'emploi de tels sérums. Kocher (de Berne), qui emploie un sérum cytotoxique, dit ne pas en avoir obtenu de brillants résultats.

III. — *Opothérapie thyroïdienne.*

S'il est un paradoxe thérapeutique pour les partisans de la doctrine de l'hyperthyroïdation, c'est celui de l'administration du corps thyroïde dans le goitre exophtalmique. Donner du corps thyroïde à un sujet déjà hyperthyroïdisé et obtenir un résultat est en effet illogique, et cependant, en se défendant de toute idée préconçue, les faits ou tout au moins certains faits semblent justifier cette conduite.

Gauthier (de Charolles), qui considère le syndrome basedowien comme dû à une perversion de la sécrétion thyroïdienne, administre l'extrait glycériné dosé à 1 gramme de glande fraîche par 5 grammes d'extrait. Il est encore possible de donner la glande fraîche à la dose de 1 gramme ; on la prescrit alors finement hachée, roulée dans du sucre ou dans de la confiture. Les résultats seraient, d'après Gauthier, satisfaisants dans les cas de goitres basedowifiés, dans ceux où la maladie marche vers le myxœdème et dans ceux où la maladie est survenue à la suite d'une infection.

Si l'on tient compte de l'opinion actuellement régnante sur cette médication, on voit qu'elle est condamnée par la plupart de ceux mêmes qui l'avaient préconisée. Elle est en effet dangereuse ; Grasset a vu, à la suite de son emploi, des tachycardies inquiétantes. Marie et Eulenburg la proscrivent. Joffroy a rapporté une observation avec asystolie grave ; d'autres ont signalé la glycosurie à la suite de son emploi.

Elle conserve encore quelques partisans : Mossé, Vires, etc., mais ceux-ci conseillent de l'employer à dose homéopathique, en surveillant le malade au jour le jour et en suspendant son emploi à la moindre alerte.

La médication thyroïdienne nous semble devoir être une médication d'exception et être réservée à ces cas de goitre exophtalmique où l'on voit le myxœdème succéder au syndrome basedowien. Chez certains sujets, il semble en effet que la glande, après une période d'hypersécrétion, devienne insuffisante ; il existe à ce moment un reliquat symptomatique du goitre exophtalmique, qui se mélange avec le myxœdème commençant.

De toute façon, l'emploi de l'opothérapie thyroïdienne doit être surveillé avec la plus grande attention ; le pouls doit être examiné quotidiennement ; les urines doivent être analysées ; enfin le moindre signe d'excitation cérébrale doit faire suspendre immédiatement son emploi.

L'iodothyrine, qui serait pour beaucoup le principe actif de la glande thyroïde, peut être prescrite à la dose de 1^{gr},50 ou 1 gramme ; il est loin d'être prouvé qu'elle soit vraiment, au point de vue de son action, assimilable à l'extrait thyroïdien. Demoor et Van Lint, au cours de leurs expériences chez les animaux inoculés avec des sérums thyrotoxiques, ont remarqué que l'iodothyrine était impuissante à empêcher l'apparition du myxœdème, tandis que l'extrait thyroïdien avait une action constante.

B. — Méthodes s'adressant a d'autres glandes a sécrétion interne que le corps thyroïde.

I. — *Opothérapie parathyroïdienne.*

La médication par les glandes parathyroïdes n'a guère été employée dans la pratique ; il y a d'ailleurs certaines difficultés à se procurer ces organes en quantité suffisante. Moussu, dont l'observation est classique, fit prendre à une malade dix glandes parathyroïdes de cheval pendant dix jours ; il cessa le traitement, puis le reprit. Il a, sous l'influence de celui-ci, toujours constaté une amélioration notable. Gauthier (de Charolles) a essayé cette médication, mais n'a pu la poursuivre assez longtemps. Marinesco a fait une tentative analogue. C'est une méthode qui est donc restée dans le domaine purement expérimental.

II. — *Opothérapie ovarienne.*

Les phénomènes basedowiformes qui se manifestent à la suite de troubles de la fonction ovarienne ont donné l'idée d'avoir recours à l'opothérapie ovarienne. Les résultats publiés jusqu'ici sont en nombre restreint, puisque nous n'avons pu en réunir que neuf ; il faut y ajouter un cas inédit dont a bien voulu nous faire part le professeur Teissier (de Lyon), où le traitement ovarique se montra très efficace. Ce mode d'opothérapie a été laissé trop de côté; il doit être employé dans des cas déterminés ; ce sont ceux où le syndrome peut avoir une relation quelconque avec la puberté, les troubles menstruels, la ménopause, la grossesse ou l'accouchement. Souvent le tableau clinique est assez fruste ; il y a de l'exophtalmie légère, une tachycardie aux environs de 100, du gonflement du cou plutôt qu'un goitre, un tremblement faible, des bouffées de chaleur et un état neurasthénique. Mais il y a des cas où le syndrome peut s'épanouir au complet et qui peuvent dépendre d'un trouble dans la sécrétion interne de la glande génitale.

Les préparations qui sont préférables sont l'ovaire cru ; on emploie en général l'ovaire haché, enrobé dans du pain azyme ou dans du sucre, à la dose de 5 à 10 grammes par jour; l'extrait glycériné dosé à 1 gramme de glande pour 5 grammes de glande, enfin la poudre desséchée à la dose de $0^{gr},50$ à 1 gramme par jour.

L'usage du corps jaune et de l'extrait de corps jaune est également indiqué, puisqu'il semble prouvé que c'est dans le corps jaune que se trouve le principe actif de la sécrétion interne de l'ovaire.

III. — Opothérapie thymique.

Son emploi, tout empirique d'abord, fut le résultat d'une erreur : Owen, au moment où le traitement par le corps hyroïde était en faveur, avait conseillé le corps thyroïde frais à une malade; il s'aperçut un jour que le boucher remettait du thymus au lieu de corps thyroïde; — mais, satisfait des résultats obtenus, il continua l'expérience et la renouvela. Depuis, ce procédé a été employé à l'étranger par Cuningham, Todd, Mickülicz, Boisvert, Zorzi; en France, par Blondel, et ensuite par H. et L. Dor (de Lyon), Huchard.

Le mode d'emploi du thymus est très simple : on le prend frais en nature ou sucré, sous forme de ris de veau ou de mouton haché. La dose quotidienne varie entre 30 et 100 grammes, que l'on ingère roulée dans du sucre ou dans de la farine.

On peut encore avoir recours, suivant le procédé de Blondel, au ris d'agneau peptonisé, à la dose de 1 à 2 grammes de peptone de ris.

Zorzi faisait ingérer 20 à 25 grammes d'extrait de thymus glycériné par jour.

Dor emploie volontiers l'injection sous-cutanée.

Malgré les résultats contradictoires qui ont été publiés, il semble bien que la médication thymique soit susceptible de donner des succès dans certaines formes de la maladie de Basedow. L'hypertrophie du thymus constatée dans les autopsies de basedowiens donnerait une base anatomique à cette thérapeutique. Il est vraisemblable que son action est comparable à celle de l'ovaire ; pour Dor, l'agent actif serait un ferment phosphoré.

Si nous résumons l'opinion que l'on doit avoir sur son emploi, il faut la considérer comme un moyen facile, sans aucun danger et susceptible de donner des résultats satisfaisants. Son indication la plus rationnelle est, comme Zorzi l'a montré, le goitre exophtalmique infantile, en raison du rôle de sécrétion interne que le thymus joue chez l'enfant dans la période de la puberté, ainsi que Blondel l'a mis en valeur le premier.

IV. — *Opothérapie hypophysaire.*

Sous l'influence de recherches faites par Hallion sur l'action des extraits de la glande pituitaire sur la circulation, Rénon eut l'idée d'essayer la poudre d'hypophyse dans la maladie de Basedow à titre de médication symptomatique. Il en obtint des résultats qu'il résume de la façon suivante : « Dans le syndrome basedowien complet, nous avons toujours vu, dès le quatrième ou le cinquième jour, le tremblement, les troubles digestifs, les sueurs, les sensations pénibles de chaleur s'améliorer. La tachycardie diminue plus lentement, le pouls atteint son minimum seulement vers le quinzième jour ; parfois même, trois et quatre semaines de traitement sont nécessaires à cet effet. La tension artérielle s'élève presque immédiatement, et elle atteint son maximum vers la deuxième semaine, rarement plus tard. Après une période stationnaire, elle baisse ensuite, tout en restant plus élevée qu'avant le traitement. — L'exophtalmie rétrocède vers le quinzième jour, parfois plus tôt. Le goitre demeure en général stationnaire ou diminue légèrement. Le poids augmente presque toujours de 1, 2 ou 3 kilogrammes. Cinq à huit jours après la cessation de l'opothérapie hypophysaire, l'insomnie, le tremblement, l'exophtalmie reparaissent, le pouls s'améliore ou non, mais la tension artérielle est élevée.

Dans deux cas de goitre basedowifié, tous les phénomènes se sont améliorés, sauf la tachycardie et le goitre, qui n'ont pas subi de modification.

Chez une autre malade, traitée depuis vingt jours par l'ingestion quotidienne de $0^{gr},30$ de poudre d'hypophyse de bœuf, le tour du cou diminua, le pouls se ralentit, l'exophtalmie régressa.

Parisot, au cours de recherches analogues, vit chez une malade présentant un induration des sommets, avec basedowisme, l'exophtalmie disparaître complètement, les pulsations cesser, le pouls tomber de 130 à 90 pulsations, la pression artérielle et la diurèse augmenter. Le poids s'éleva de $2^{kg},3$. A la suite de la cessation du traitement, l'amélioration persista.

Depuis, Parisot a confirmé les premiers résultats de Rénon ; il semble, plus que lui, attribuer à ce mode de traitement une valeur curative, puisque dans ses cas l'ensemble des symptômes a été modifié.

V. — *Opothérapies diverses et associées.*

Plusieurs glandes ou extraits glandulaires ont été essayés sans que leur emploi ait été suffisamment continué ou expérimenté pour que l'on puisse en tirer des conclusions.

Nous citerons l'*extrait testiculaire*, l'*extrait de rate* et enfin l'*extrait surrénal* et l'*adrénaline*. Sans avoir d'expérience personnelle, il nous semble qu'il faudrait être d'une réserve exceptionnelle dans l'emploi des préparations surrénales, dont l'action sur des sujets aussi sensibles que les basedowiens nécessite une surveillance de tous les instants.

On peut se demander, avec Rénon, s'il n'y a pas lieu d'employer à la fois plusieurs méthodes opothérapiques, qui se renforceraient les unes les autres. Les tâtonnements dans une telle voie sont permis, mais il n'y a aucun guide précis, en raison des incertitudes des données physiologiques que nous possédons à ce sujet.

2° TRAITEMENT ÉLECTRIQUE.

Le traitement électrique comprend :

1° Le traitement électrique proprement dit (faradisation, galvano-faradisation, bain statique, bains sinusoïdaux);

2° Le traitement radiothérapique;

3° La radiumthérapie, que nous rapprochons du traitement radiothérapique et dont le but est analogue.

I. — TRAITEMENT ÉLECTRIQUE PROPREMENT DIT.

L'électrisation donne le plus souvent de bons résultats; elle doit être employée concurremment avec les autres médications, ou alternativement avec elles, dans toutes les formes communes, à marche lente, c'est-à-dire dans l'immense majorité des cas de la maladie de Graves.

Les courants utilisés sont le galvanique, le faradique isolés ou combinés.

Le faradique à intensité faible ou moyenne exerce une action vaso-constrictive marquée et diminue ainsi la sécrétion de la glande.

Le galvanique exerce une action sédative et calmante. Utilisé avec des intensités élevées, il régularise les fonctions sécrétrices de la glande et atténue l'irritabilité du système sympathique, qui tient sous sa dépendance les nerfs vaso-moteurs et sécrétoires du corps thyroïde.

1° Faradisation, méthode de Vigouroux. — Nous indiquons en première ligne la faradisation, parce que l'appareil faradique est le plus souvent le seul instrument électrique possédé par bon nombre de médecins. En outre, les applications faradiques peuvent être faites, sans crainte de provoquer des escarres, point important, qui pourra déterminer les confrères peu . habitués au maniement du galvanique .et qui n'utiliseraient pour ce motif ce courant qu'à des doses insuffisantes, à user largement du courant faradique.

On peut se servir de n'importe quel appareil faradique ; il suffit qu'il soit muni d'un trembleur rapide et que la bobine induite puisse être écartée ou rapprochée à volonté de l'inducteur, de manière à ce que le courant soit gradué et puisse être augmenté progressivement.

La méthode de Vigouroux comprend quatre temps : 1º faradisation carotidienne ; 2º faradisation des globes oculaires ; 3º faradisation du goitre ; 4º faradisation précordiale.

1º FARADISATION CAROTIDIENNE. — Le pôle positif relié à une bobine à fil gros ou moyen est constitué par une large électrode appliquée à la partie postérieure et inférieure du cou. Une petite électrode olivaire reliée à l'autre pôle est enfoncée en avant du sterno-mastoïdien, en arrière de l'os hyoïde. Les intermittences du courant sont rapides ; la durée de l'application est d'une minute environ pour chaque côté. D'après Vigouroux et ses élèves, la faradisation carotidienne diminue la fréquence des battements des vaisseaux, régularise la circulation encéphalique, provoque un sentiment de calme et de bien-être, fait disparaître ou atténue les tremblements, les vertiges, etc.

2º FARADISATION DES GLOBES OCULAIRES. — Le tampon étant placé sur le point moteur de l'orbiculaire, on détermine des contractions de ce muscle afin de combattre sa paralysie et celle du sourcilier. On électrise ensuite les paupières en évitant les nerfs sous-orbitaires. Cette manière de faire a pour but de traiter l'exophtalmie, due pour certains à des troubles d'innervation sympathique qui se traduisent par une vaso-dilatation des vaisseaux rétro-bulbaires.

3° FARADISATION DU GOITRE. — L'électrode cervicale étant laissée en place, on applique au-dessus de la fourchette sternale, sur les parties saillantes de la tumeur, ensuite sur les muscles sous-hyoïdiens, pendant trois ou quatre minutes, un tampon ou une plaque avec un courant assez intense pour provoquer des contractions musculaires.

D'après Vigouroux, on agit ainsi sur la sécrétion interne de la glande et sur la glande elle-même dont on diminue le volume.

4° FARADISATION PRÉCORDIALE. — Le pôle positif est relié à une électrode que l'on applique au troisième espace intercostal gauche, près du sternum, sur le point où l'on sent battre la pointe du cœur. Le courant doit provoquer une légère contraction fibrillaire du grand pectoral, pendant deux ou trois minutes. Cette manière de faire diminue la tachycardie au moins passagèrement.

Les séances doivent être quotidiennes, ou effectuées un jour entre autre.

Cette méthode fut vivement recommandée par

Charcot, qui disait qu'avec elle la guérison n'était qu'une affaire de temps.

C'est l'état général du malade qui parait le plus rapidement amélioré ; le sommeil devient meilleur, les sensations de chaleur s'atténuent, les symptômes de l'irritabilité générale, inquiétude, agitation, s'amendent ; le tremblement est modifié; ensuite la diminution de la circonférence du cou est souvent marquée dans les dix ou quinze premières séances. La tachycardie est plus tenace, l'exophtalmie ne s'amende qu'à la longue.

En somme, on peut obtenir avec ce traitement une amélioration souvent très manifeste; on a compté même des guérisons.

2° **Courant galvano-faradique.** — Il semble que l'association des deux courants ait une efficacité plus grande, d'après les travaux récents et notre expérience personnelle.

Voici la technique que nous préconisons pour ceux qui ne sont pas électriciens de profession.

On commence d'abord par l'application galvanique.

Pour l'effectuer, il est préférable d'utiliser une installation fixe munie d'un rhéostat ou d'un réducteur de potentiel.

L'avantage de ces appareils est de débiter le courant progressivement et sans secousse, chose importante chez les sujets nerveux comme le sont les basedowiens.

Néanmoins on peut à la rigueur utiliser les

piles portatives, qui sont d'un usage courant et dont la graduation se fait à l'aide d'une bague que l'on déplace sur une réglette.

Une batterie de 24 éléments au bioxyde de manganèse ou au bisulfate de mercure fera amplement l'affaire. Elle sera placée sur une petite table à la droite du patient, qui lui-même sera assis ou allongé de préférence.

Il est indispensable d'avoir de très bonnes électrodes, et c'est ce qu'il y a de plus difficile quand on est loin des grandes villes. Or ce n'est qu'avec des électrodes convenables qu'on fera endurer au patient l'intensité nécessaire. Aussi, lorsque le médecin voudra faire une application galvanique, il aura soin d'entourer ses plaques d'une épaisse couche d'ouate ou de tissu hydrophile, qu'il humectera abondamment de liquide en trampant le tout dans une cuvette.

Le liquide n'est pas indifférent ; certains se contentent d'eau chaude ; mais il est préférable de tremper l'électrode qui sera appliquée directement sur le goitre dans une solution d'iodure de potassium à 2 ou 3 p. 100. Cette manière de faire a pour but d'introduire l'ion-iodé par électrolyse, jusque dans la glande, cette substance, pour certains auteurs, serait précisément très diminuée au cours de la maladie de Basedow. Une des électrodes de 80 à 120 centimètres carrés, reliée à un négatif de la batterie, sera placée sur le goitre en le débordant largement ; l'autre électrode, reliée au positif sur une surface de 150 à 200 centimètres carrés, sera mise à la partie supérieure de la colonne dorsale. La fixité doit être assurée d'une manière minutieuse, et les plaques seront solidement maintenues en contact avec la peau à l'aide de courroies. Ces précautions étant prises, on débite très lentement le courant; on augmente peu à peu son intensité, on essaie d'arriver à 10, 20, 30 milliampères ; on attend de dix à vingt minutes, et on redescend progressivement vers zéro. Pendant la séance, il faut fréquemment interroger le patient pour savoir s'il y a une sensation de brûlure localisée en un point; si elle existe, il faudra diminuer le courant, au besoin l'arrêter, vérifier le point, l'isoler avec une goutte de collodion, recommencer ensuite la séance. Si le malade perçoit une sensation de chaleur et de picottement bien répartie sur la surface des plaques, il n'y a rien à craindre.

On fait suivre ou non cette application galvanique d'une application faradique selon le procédé de Vigouroux sur les globes oculaires, le goitre, la région précordiale.

C'est cette dernière méthode qu'avec Laquerrière nous utilisons, avec quelques variantes, suivant que nous faisons nos applications avec des appareils transportables, ou avec des appareils fixes. Les séances doivent être quotidiennes d'abord, plus espacées ensuite. Les résultats obtenus soit par la galvanisation, soit par la galvano-faradisation, sont souvent des plus encourageants.

De très nombreux auteurs en ont donné la preuve.
Nous ne citerons que quelques exemples.

Dans un cas de goitre très gros, avec exophtalmie très accusée, tremblement, en somme chez
une malade gravement atteinte, Joffroy a pu, par
le repos et la galvanisation, obtenir une guérison
complète. La maladie de Graves était survenue
au cours d'une grossesse ; après la guérison, deux
nouvelles grossesses évoluèrent sans aucun accident.

Sollier a publié un cas rapidement amélioré
par la galvanisation du goitre et où les pulsations
tombèrent de 96 à 64 par minute. Le cou, qui avait
40 centimètres de circonférence, revint à 37 ; le
traitement avait duré deux mois.

Déleage, par des applications similaires, en trois
mois, diminua l'exophtalmie, fit disparaître les
palpitations, provoqua le retour des règles.

Regnier, en 1895 et en 1899, publia 5 nouveaux
cas qui furent suivis pendant un temps suffisant.
Dans le premier cas, le pouls était à 120, le cou
à 33, les règles peu abondantes ; il y avait des
palpitations. A la fin du traitement, il n'y avait
plus de palpitations ; le pouls était à 70, le cou
à 28, 5 ; les règles étaient redevenues nor-
males ; la malade se considérait comme guérie.
L'autre malade obtint une diminution de la tachycardie de 130 à 65 ; la troisième n'eut que six
séances ; c'était du reste un cas fruste, il fut très
amélioré. La quatrième avait un cou de 35, un

pouls de 190, des crises de diarrhée. Au bout de deux mois et demi, le cou était à 34, le pouls à 130 ; la diarrhée avait disparu ; l'état mental était bien meilleur.

Crocq a obtenu le même résultat, mais en employant un courant plus intense de 25 milliampères. Rien n'avait pu soulager son malade ; on lui avait proposé la thyroïdectomie ; après électrisation, en quelques semaines, il put reprendre son travail, le cœur battait à 80 ; il n'y avait plus de palpitations ; l'exophtalmie n'était presque plus appréciable ; le malade se déclarait guéri.

Libotte se montre un partisan convaincu de la galvanisation, à intensité élevée, de 30 à 50 milliampères, qui est parfaitement tolérée, quand l'application est convenablement faite. Dans une série de publications et de présentations de malades à la Société de neurologie belge, il a souvent insisté sur les bons effets de ce traitement. Il a traité environ 50 cas ; 4 n'ont pas été modifiés, tous les autres ont été améliorés, et 30 p. 100 très améliorés, avec deux mois environ de traitement, en séances quotidiennes d'abord, plus espacées ensuite. Quelques-uns de ces sujets avaient été soumis sans résultats à différents autres traitements, un notamment pendant deux ans au sérum de Mœbius.

Avec l'ionisation de l'iodure de potassium effectuée avec des courants galvaniques à intensité très élevée, Bordier a pu obtenir les résultats suivants : chez un de ses sujets, qui avait 36,5 de tour de cou, 130 de pouls, du tremblement, l'exophtalmie très nette, à la fin du traitement, le cou était à 33,5, le goitre à peine visible ; l'exophtalmie avait disparu, les règles étaient régulières ; il n'y avait plus de tremblement. La deuxième malade avait 39 de cou, 120 de pouls, des palpitations, une exophtalmie moyenne, des tremblements peu accusés ; le traitement réduisit le cou à 37 centimètres, le pouls à 80, les autres symptômes disparurent : la malade, revue quatre mois après, ne présentait plus de symptômes basedowiens.

Le troisième sujet avait un cou de 41 centimètres, 150 de pulsations, une exophtalmie très marquée. Des pastilles de thyroïdine n'avaient donné aucun résultat pendant six mois. Il fut soumis à des séries successives de traitement ; le pouls était tombé à 84, le cou ne mesurait que 39, le tremblement, la transpiration avaient disparu, le malade se considérait comme guéri. Il a été revu cinq ans après : son cœur battait à 80, son cou mesurait 38 centimètres ; l'exophtalmie avait complètement disparu ; cet état s'était maintenu sans aucun traitement ; le malade avait repris toutes ses occupations.

Guilloz a soigné par le même procédé une malade atteinte d'une exophtalmie très prononcée, de tremblement qui rendait tout travail impossible ; le pouls battait à 150 à la minute et était irrégulier ; la malade avait des angoisses,

des faiblesses, était d'une émotivité extrême et
très amaigrie. Très rapidement les symptômes
se sont amendés, notamment l'exophtalmie et le
tremblement, ce qui a permis à la malade de
reprendre ses travaux. Ce résultat a été obtenu en
quinze séances. Neuf mois après la cessation
du traitement, l'amélioration persistait, la malade
se considérait comme guérie.

Le deuxième cas de Guilloz concerne une dame
ayant une tachycardie à 120-130, une exophtalmie
très marquée, du tremblement, des angoisses, de
la diarrhée. Les traitements antérieurs, l'hydrothérapie, la psychothérapie étaient demeurés sans
résultats. Après 43 applications de courant galvanique, les troubles cardio-vasculaires et les
sueurs profuses avaient disparu. Le pouls était
descendu à 75, la diarrhée cessa, l'embonpoint
reparut. Sept mois après, l'amélioration s'était
encore accentuée.

En somme, comme le remarque Durand, le
goitre est un des signes qui s'améliorent le plus
rapidement ; l'exophtalmie est assez durable et
résiste plus longtemps que les autres symptômes.
Les tremblements, les sueurs profuses, les troubles vaso-moteurs, les troubles de la menstrua-
tion disparaissent vite ; le point le plus important
est l'effet rapide sur la tachycardie, qui est
peut-être le symptôme le plus important de la
maladie.

Soriano, cette année même, a publié 6 obser-

vations, accompagnées de photographies, de basedowiens extrêmement améliorés par la galvanisation. Pour cet auteur, les troubles qui semblent
dépendre directement du système nerveux di-
minuent, puis les troubles cardiaques, oculaires
et le goitre. Bishop, avec des intensités de 50 à 60
milliampères, a obtenu des résultats notables.

Dubois (de Berne) préconise aussi le courant
galvanique associé à la thyroïdine, au repos,
à la psychothérapie. Il pense que le courant a
une action indubitable sur le goitre.

Schnyder, avec des intensités élevées, des
séances longues de quinze à vingt minutes, a eu
des résultats toujours favorables. L'auteur a soigné
4 cas sans insuccès : un de ses malades a eu plusieurs récidives, qui chaque fois ont été guéries
par cinq ou six semaines de traitement. L'amélioration est surtout sensible pour la tachycardie, la
dyspnée, le volume du goitre, les battements des
gros vaisseaux du cou.

Lacaille a observé aussi l'action rapide du courant sur la tachycardie, la dyspnée et la diarrhée.

Oudin a obtenu une augmentation de poids de
38 à 58 kilogrammes, une diminution des pulsations de 140 à 130 ; l'exophtalmie, le tremblement,
l'agitation avaient disparu ; la malade passait ses
journées à travailler auprès du feu.

Zimmern se montre aussi partisan de la galvanisation et considère qu'elle n'est contre-indiquée
que lorsqu'il existe des troubles dyspnéiques

commandant par leur gravité une intervention chirurgicale.

Luzenberger a vu un cas sur le quelle sérum de Mœbius n'avait produit qu'une amélioration insuffisante très amélioré par le courant; il s'agissait d'une forme très grave. Dans 6 autres cas, 5 furent améliorés, 1 très amélioré.

Nous avons suivi plusieurs cas avec Laquerrière; un de nos sujets a été un insuccès franc; 3 furent très améliorés, en ce sens que les symptômes fonctionnels, tachycardie, goitre, exophtalmie, s'atténuèrent dans une notable proportion; 3 autres malades se considérèrent à la fin du traitement comme guéris et purent reprendre leurs occupations habituelles. Nous avons soigné une basedowienne qui présentait en même temps une affection cardiaque ; le résultat a été négatif; 3 autres sujets soumis en même temps à l'électricité, aux douches et au repos ont été améliorés dans des proportions telles que le mot de guérison peut être prononcé.

Chez une de nos malades, des examens hémato-spectroscopiques faits par Tripet au cours du traitement ont montré que la quantité d'oxyhémoglobine était augmentée, que l'activité de réduction était portée de 0,75 à 0,95, chiffre très voisin de la normale, qui est 1.

Enfin des examens d'urine, pratiqués par Lépinois, ont accusé une augmentation du chiffre du coefficient de Bouchard, le retour vers la normale du rapport azoturique, la disparition du sucre, qui était antérieurement de 3 grammes par vingt-quatre heures.

En résumé, les résultats que nous venons d'énoncer nous conduisent à cette conclusion que le traitement électrique local doit être toujours institué soit seul, soit associé à d'autres médications.

3° **Bain statique.** — On a préconisé encore l'électricité statique. Vigouroux a divisé les base-dowiens en deux catégories : ceux qui ont une nutrition ralentie, ceux qui ont une nutrition exagérée. Il pense que les seconds ne sont pas justiciables de l'application statique, que cet agent thérapeutique ne peut qu'exagérer l'agitation.

Il estime, au contraire, que les ralentis peuvent bénéficier de l'électricité statique sous forme de bains d'une durée de dix à vingt minutes, avec souffle sur les régions supérieures du corps, frictions sur les membres inférieurs, étincelles, au besoin. Pour Vigouroux, cette dernière catégorie de malades constitue une exception. Nous pouvons ajouter que cette exception est certainement très réelle, et nous estimons que la statique, sauf indication très spéciale, doit être écartée, car cette médication est, en général, très mal tolérée. Elle augmente l'accélération du pouls, l'irritabilité nerveuse, que l'on cherche avant tout à diminuer ; en outre, elle exagère l'insomnie et le nervosisme. On peut lui préférer le bain de haute fréquence, qui, en réalité, est parfaitement bien supporté.

4° **Bain sinusoïdal.** — Une autre médication, celle du bain sinusoïdal, a été préconisée par Thiellé (de Rouen). La technique est la suivante : on remplit d'eau ordinaire une baignoire convenablement agencée ; le sujet y est immergé de telle manière que l'eau vienne affleurer au menton. Des plaques spéciales sont placées à la tête et aux pieds et plongent dans le liquide ; elles sont reliées aux bornes d'un appareil pouvant donner du courant ondulatoire sinusoïdal, suivant le terme même utilisé par Thiellé. Le sinusoïdal et l'ondulatoire étant deux courants un peu différents, nous tenons à les individualiser, mais nous nous empressons d'ajouter qu'il paraît indifférent d'employer l'un ou l'autre dans la pratique. Ces deux courants, en effet, sont deux courants à état variable, qui produisent une sensation de vibrations perçues assez irrégulièrement sur toutes les surfaces du corps.

Le bain, au début, est en général assez mal supporté ; le sujet tolère assez difficilement 20 à 35 milliampères ; il ressent une démangeaison assez vive, et, au sortir du bain, la peau est piquetée de taches rouges. Peu à peu, la tolérance s'établit, l'intensité peut être alors portée à 50, 60, 80 milliampères.

L'auteur a pu suivre 7 maladies ainsi traités ; nous ne citerons comme exemple que les trois premières observations, parce que, étant les plus anciennes, elles permettent d'apprécier depuis un laps de temps plus éloigné les résultats obtenus.

La première malade possédait un goitre volumineux; son pouls était à 110-120 ; l'exophtalmie était plus prononcée à gauche; il y avait des crises de palpitation, de tremblement, des alternances de diarrhée et de constipation. A la fin du traitement, le pouls était à 76, le cou à 35 ; l'exophtalmie était extrêmement atténuée, l'état général parfait.

La deuxième malade avait un cou de 40 centimètres, une exophtalmie surtout prononcée à gauche, un pouls à 115-120 ; elle présentait, en outre, un essouflement qui l'obligeait à s'approcher la nuit de sa fenêtre pour respirer ; à la fin du traitement, le cou mesure 36 centimètres ; le pouls a 75-80, la marche est facile ; il n'y a plus d'essoufflement ni de palpitation. La malade a été soignée en 1897 ; en 1900, le cou était encore à 36, 5, le pouls à 80. En 1903, le cou était encore à 37, le pouls à 80 ; la dyspnée et les palpitations n'avaient pas reparu.

Le troisième sujet avait une exophtalmie très prononcée, un pouls à 110-120, un cou de 42 centimètres. Un mois après, le cou était à 39, le pouls à 80 ; ce malade, traité en 1900, a été revu en 1903 : son cou était à 38-39, son pouls à 60-65.

Thiellé a, en outre, fait faire chez deux de ses sujets des analyses d'urine, qui sont intéressantes à relater. Un de ses malades présentait une urine hypo-acide ; tous les éléments normaux étaient inférieurs en quantité à la normale ; il existait 35 centigrammes d'albumine, des cylindres hyalins et graisseux du rein. Le coefficient azoturique a $0^{gr},75$, le rapport de l'acide urique à l'urée a 1,27. Vers la fin du traitement, l'albumine avait disparu ; il n'y avait plus de sédiments ; l'acide urique avait diminué, l'urée augmenté ; le coefficient azoturique était normal.

Les analyses exécutées dans un autre cas ont montré qu'après le traitement les excrétions urinaires ont augmenté, sauf le chlorure de sodium, et que le coefficient azoturique est revenu à la normale.

De cet ensemble de faits, on peut conclure que le bain sinusoïdal exerce une influence favorable sur le goitre exophtalmique ; son mode d'action paraît s'exercer comme sédatif du système nerveux, peut-être comme tonique général de la nutrition.

Pour nous, la vibration que subissent les muscles du corps sous l'action du bain sinusoïdal ne peut que faciliter l'élimination par la voie rénale des toxines thyroïdiennes.

II. — RADIOTHÉRAPIE.

Dans ces dernières années, un certain nombre de faits expérimentaux et cliniques ont montré que les rayons X peuvent agir sur des organes

profonds comme la rate, l'ovaire, le testicule, et
exercer sur les glandes une action atrophiante.
Aussi était-il tout naturel que ceux qui pensent
que le goitre exophtalmique est dû à une hyper-
thyroïdisation aient essayé de provoquer l'atrophie
de la thyroïde à l'aide des rayons de Rœntgen.
Ces essais furent effectués d'abord en Amérique:
Williams, en 1902, signala une notable amélioration par ce traitement ; Pusey, en 1903, exposa
à de faibles radiations un cas, mais il fut moins
heureux. En 1905, Beck essaya de son côté l'action
des rayons X.

Stegmann communiqua, la même année, deux
cas dans lesquels le traitement avait fait rétrocéder
non seulement les palpitations, l'exophtalmie,
mais encore la tumeur thyroïdienne. Quelques
mois après, en 1906, le même auteur publia un
nouveau succès là où tous les moyens de thérapeutique usuels avaient échoué. Il s'agissait d'une
jeune fille de quatorze ans, atteinte d'un goitre
diffus avec exophtalmie, palpitations, tachycardie,
tremblement des extrémités, nervosisme, et qui
avait déjà été traitée sans le moindre succès par
l'électricité, la sérothérapie, le strophantus, etc.
Le poids du corps était tombé de 64 kilogrammes
à 46,700. Sous l'influence des rayons de
Rœntgen appliqués tous les quatre à sept jours
pendant dix minutes, il y eut atténuation des
symptômes morbides, et, au bout de quatre mois, il
ne resta aucune trace de la tumeur thyroïdienne.

Le pouls était à 88, le poids avait augmenté de 24 kilogrammes ; la jeune fille ne présentait plus rien d'anormal.

Vidermann a présenté en 1906, à la Société de Médecine de Vienne, trois malades atteintes de goitre exophtalmique classique, dont la glande thyroïde fut soumise à la radiothérapie. Il n'y eut pas une très grande modification des symptômes, surtout de l'exophtalmie et de la tachycardie. Dans deux cas, les modifications du système nerveux furent remarquables.

En somme, d'après les auteurs précédents, il semble que la radiothérapie exerce une influence favorable sur les symptômes du goitre, une atténuation de la tachycardie et du tremblement, et une amélioration considérable du poids du corps. On sait que la perte de poids, chez les basedowiens, paraît être en relation avec une déperdition considérable d'azote. Rudinger, dans deux cas, a pu s'assurer que cette élimination subissait une diminution après chaque exposition du goitre aux rayons de Rœntgen.

Malheureusement, la technique varie avec chaque expérimentateur, et il est difficile d'en dégager une ligne de conduite définie.

En France, on n'a pas rapporté jusqu'ici de cas aussi brillants que ceux qui ont été observés à l'étranger. Béclère a soigné un certain nombre de basedowiens ; il a vu des améliorations, mais pas de guérison ; et pour lui, si les rayons agissent favorablement, ils ne guérissent pas mieux que les autres méthodes. Belot, Haret, Zimmern, Foveau sont à peu près du même avis. D'autres auteurs, au contraire, parmi lesquels Bergonié, pensent que la radiothérapie est d'une très réelle utilité dans le goitre exophtalmique.

Nous-même, avec Laquerrière, nous avons soumis une malade à cette médication, et, après cinq ou six séances convenablement espacées, nous n'avons pu constater aucune amélioration des symptômes.

Tel est l'exposé des faits ; il n'en faut pas conclure que la radiothérapie est à rejeter dans tous les cas, mais bien que certains cas ne sont pas justiciables de cette méthode. Ce qui complique encore la question, c'est qu'avec la radiothérapie on utilise une arme à deux tranchants. Employée à dose trop faible, elle peut activer la sécrétion de la glande, que l'on cherche précisément à diminuer ; employée à dose élevée, elle peut diminuer cette sécrétion, mais alors on peut s'exposer à des radiodermites que les moyens de mesures approximatifs que nous possédons ne nous permettent pas d'éviter d'une manière absolue.

Technique. — La technique que nous préconisons est la suivante : le malade, couché sur un canapé, aura le cou placé sur un coussin arrondi, de manière à ce qu'il saille d'une manière convenable. Une lame de plomb recouvrira la face et le haut de la poitrine pour protéger ces régions contre l'action des rayons ; une fenêtre percée dans la plaque laissera à nu la région thyroïdienne ; l'ampoule sera placée à environ 20 centimètres de la peau ; elle sera actionnée par un appareil quelconque, machine statique, bobine, meuble de Gaiffe. Les rayons seront de pénétration moyenne. On aura eu soin de disposer une pastille de Bordier sur la lame de plomb et de faire l'obscurité dans la pièce, afin de mesurer par le virage correct de cette pastille la quantité de rayons que la peau peut absorber dans un temps donné sans radiodermite.

En pratique, on peut faire absorber en une fois cette dose limite, qui correspond sensiblement à 5 H., et la durée de la séance, suivant l'appareil, peut être de dix, vingt, trente minutes et plus. Les séances sont répétées tous les vingt et un jours environ.

Nous ne conseillons pas cette technique, parce que donner en une seule séance toute la dose maxima est une chose particulièrement délicate, quand on agit sur la peau du cou, qui est très fine et paraît plus particulièrement sensible dans la maladie qui nous occupe. En dehors des idiosyncrasies toujours possibles, il faut tenir compte ici d'une sensibilité au moins tout à fait spéciale et des accumulations après quelques séances.

Nous lui préférons les séances plus courtes, pendant lesquelles on fait absorber une quantité de rayons nettement inférieure à celle qui est indiquée comme étant la dose maxima. Pour cela, il suffit d'arrêter la séance avant le virage complet de la pastille ; suivant qu'on a fait absorber environ 1, 2 ou 3 H., les séances pourront être rapprochées ou éloignées en conséquence. Ainsi, par exemple, en faisant absorder environ 2 H. à chaque séance, on pourra faire trois séances en vingt jours environ. La dose absorbée aura été la même que si on l'avait donnée en une fois ; mais, étant fractionnée, elle exposera moins que l'autre à la radiodermite, sans qu'on puisse pourtant être sûr de s'y soustraire avec certitude.

III. — RADIUMTHÉRAPIE.

Il est encore impossible de donner des indications précises sur l'emploi de cette médication. Quelques rares observations ont seulement été publiées. D'après Abbe et Dominici, il semblerait que le radium, d'une activité radifère assez élevée, a une action incontestable. Dominici emploie une toile radifère d'activité 500, qu'il place sur la région antérieure du cou, en ayant soin d'interposer entre la peau et la toile une lame de papier et de caoutchouc, afin que seuls les rayons profonds qui traversent ces substances puissent agir à l'exclusion des rayons superficiels qu'elles retiennent. Wickham et Degrais ont observé deux cas douteux ; c'est donc une question encore à l'étude.

Le radium paraît agir comme la radiothérapie,

en provoquant la désagrégation des cellules du corps thyroïde.

3º TRAITEMENT MÉDICAMENTEUX ET SYMPTOMATIQUE.

Multiples et variées ont été les médications utilisées contre le goitre exophtalmique : tantôt elles se sont adressées aux symptômes les plus gênants du goitre, tantôt elles se sont attaquées à la nature même de la maladie.

Troubles cardiaques. — La *digitale* a été prescrite par bien des auteurs ; elle peut être utile ou nuisible selon les cas ; il semble qu'elle doive être réservée plus spécialement là où prédomine l'affaiblissement du muscle cardiaque, la tendance à la dilatation des cavités et à l'asystolie, et quand il y a coexistence de lésions mitrales. On a utilisé soit la digitale, soit la digitaline. Pour éviter l'accumulation dans l'organisme, il faut prescrire des doses assez fortes, que l'on pourra répéter deux ou trois jours ; il faut éviter les doses fractionnées, longtemps continuées, sauf lorsqu'il y a de l'albumine dans les urines.

On pourra utiliser une des préparations suivantes :

1º Poudre de feuilles de digitale..... $0^{gr},60$
    Eau froide..................... 100 grammes.

Faire macérer vingt-quatre heures, filtrer et ajouter :

    Sirop des cinq racines........... 30 grammes.

A prendre en deux fois dans la journée.

S'il y a urgence, on préférera :

    2º   Poudre de feuilles de digitale.....   0 gr,50.
    Faire infuser dans :
        Eau bouillante...................   120 grammes.
    Filtrer et ajouter :
        Sirop de fleurs d'oranger........   30 grammes.
        Eau de laurier-cerise,...........   10   —
    A prendre en deux fois dans la journée.
                                    (Lyon et Loiseau.)
ou :

    3º   Teinture de digitale.............   XXX gouttes.
        Sirop d'écorces d'oranges amères.   30 grammes.
        Eau distillée....................   100   —
    A prendre en deux fois dans la journée.
                                    (Debove et Gourin.)

En raison de sa toxicité, l'usage de la digitaline doit être réservé.

Il ne faut pas oublier qu'il y a incompatibilité entre la digitale et la digitaline d'une part, et les sels de fer, qu'on peut avoir à prescrire dans la maladie de Graves.

Au moment des paroxysmes, Trousseau donnait la teinture de digitale à la dose de XL à L gouttes jusqu'à intoxication.

Palpitations. — Contre les palpitations, on a préconisé le *strophantus.* Ce médicament, qui doit être prescrit à assez haute dose, doit être manié avec prudence. Il peut aussi être employé comme succédané de la digitale, à la suite de cette dernière, pour maintenir la tonicité du cœur. Néanmoins il ne diminue pas la fréquence du pouls.

La teinture est le procédé le plus employé.

On peut administrer :

Teinture de strophantus à 1 p. 20.   V à XXX gouttes.
(Lyon et Loiseau.)

En moyenne, on donne VIII à X gouttes, trois fois par jour.

On peut encore ordonner l'extrait de *Cactus grandifolia* ($0^{gr},20$ à $0^{gr},30$ en pilules) (Chenais).

Éréthisme vasculaire. — Contre l'éréthisme vasculaire, on peut utiliser avec fruit, suivant les conseils d'Aran, le *sac de glace* sur la région précordiale, en ayant soin d'interposer une flanelle. Cette médication, d'après l'auteur précité, pourrait être continuée pendant longtemps.

Dieulafoy préconise l'*ipéca* à dose suffisante pour provoquer un état nauséeux ; il prescrit :

Poudre d'ipéca................... $0^{gr},05$
Poudre de feuilles de digitale.... $0^{gr},02$
Extrait d'opium.................. $0^{gr},025$
    Pour une pilule; en prendre quatre à six par jour.

ou encore :

Ipéca............................ $0^{gr},04$
Opium............................ $0^{gr},05$
    Pour une pilule ; en prendre une matin et soir.

Cette médication, modifiée suivant les cas et les besoins, peut être continuée pendant des mois sans interruption. Il ne faut pas l'utiliser s'il y a des troubles digestifs, et il faut savoir qu'elle peut provoquer la diarrhée.

On a encore préconisé le *sulfanilate de soude* contre la **tachycardie**.

Les œdèmes seront combattus par le repos horizontal au lit, les mouchetures, la digitale.

D'autres médications ont été employées avec l'idée d'exercer une *action vaso-constrictive sur les vaisseaux du corps thyroïde, de la tête et du cou*. On a pour cela vanté l'***ergot de seigle***.

Huchard indique la préparation suivante :

> Extrait aqueux d'ergot de seigle... }
> Bromhydrate de quinine........ . } ãã 4 grammes.
>
> Pour 40 pilules ; six à huit par jour.

Les ***sels de quinine*** agissent aussi sur le grand sympathique et, d'après Lancereaux et Paulesco, exercent une action vaso-constrictive sur les vaisseaux dilatés du goitre. La dose moyenne est de 1 gramme pris au repas du soir en deux fois, à un quart d'heure d'intervalle. La médication peut être continuée longtemps, sans inconvénient, pendant des semaines.

Liégeois, qui a administré les sels de quinine à la dose de 1^{gr},50 à 2 grammes, se montre moins affirmatif au point de vue des résultats.

Sueurs profuses. — Contre les sueurs profuses, on peut employer la ***belladone*** sous forme de teinture, qui sera prise de la manière suivante :

> Teinture alcoolique de belladone... · V à XXX gouttes.

en allant progressivement de la dose faible à la dose forte par une augmentation quotidienne de II gouttes. Pour certains auteurs, la belladone diminue la sécrétion nocive de la glande thyroïde.

On peut encore prescrire :

    Eau de Cologne.................. 90 grammes.
    Teinture de belladone............ 15   —

Frotter les régions qui sont plus particulièrement le siège de sueurs avec un quart à une demi-cuillerée à café de cette mixture.

La *duboisine* a également été prescrite dans le même but et aussi comme calmant et hypnotique; mais c'est un médicament très toxique et très irritant, dont il faut user avec une extrême prudence.

Pour l'usage interne, on emploie un quart de milligramme à 1 milligramme en granules.

Accès de suffocation. — Ils sont combattus par le *nitrite d'amyle*, que l'on peut formuler de la manière suivante :

    Nitrite d'amyle................... IV à X gouttes.
        Pour une inhalation à répéter plusieurs fois par jour.

Habituellement, le médicament est conservé dans des tubes scellés qu'on brise et qu'on répand sur un mouchoir au moment où on veut l'utiliser.

On a aussi pratiqué une révulsion précordiale plus ou moins énergique avec des *sinapismes*, des *ventouses* ; enfin on peut avoir recours à la *saignée* au bras.

Prurit. — Contre le prurit, on peut conseiller la préparation suivante pour frictions :

Chlorhydrate de morphine.........	3 grammes.
Vaseline.........................	30 —

ou :

Menthol cristallisé................	
Gaïacol synthétique..............	ăā 0gr,30 centigr.
Vaseline.........................	30 grammes.

ou encore :

Acide phénique..................	10 grammes.
Acide acétique	200 grammes.
Eau distillée....................	790 —

(Debove et Gourin.)

Un traitement plus simple consiste dans des aspersions d'eau froide.

Saillie des globes oculaires. — Pour lutter contre la saillie des globes oculaires, on a utilisé la *compression* avec des pelotes d'ouate maintenue par une bande élastique et le badigeonnage de la paupière avec la teinture d'iode.

Menstrues. — Pour ramener les menstrues, on a fait usage à tort de sangsues sur le col et de cautérisations. Il est préférable d'avoir recours aux *eaux alcalines* ou *sulfureuses*.

Agitation. — Elle peut être combattue par le *valérianate d'ammoniaque*; il faut savoir que ce médicament peut produire des étourdissements et de l'hypothermie. La formule usuelle est celle de Pierlot :

Acide valérianique................	3 grammes.
Carbonate d'ammoniaque..........	Q. S.
Extraitde valériane..............	2 grammes.
Eau distillée......................	95 —

dont on donne deux ou trois cuillerées à café dans un peu de tilleul ou un lavement.

D'autres auteurs ont préconisé les **bromures**. Mais il ne faut pas oublier qu'il faut user de ce médicament avec discrétion, parce qu'il peut avoir une action fâcheuse sur l'estomac. Il est souvent préférable de prescrire un lavement ainsi composé :

Bromure de potassium.............	1 à 5 grammes.
Laudanum de Sydenham..........	IV gouttes.
Eau distillée......................	60 grammes.
A donner avec une poire.	

On peut à l'intérieur utiliser la potion suivante :

Bromure de potassium............	
— de sodium..............	āā 5 grammes.
— d'ammonium	
Sirop d'écorces d'oranges amères..	150 —

Une cuillerée à soupe contient $0^{gr},50$ de chaque sel.

Insomnie. — Elle peut être diminuée par le *chloral* :

1° Lavement de chloral :

Hydrate de chloral..............	2 à 3 grammes.
Eau............................	150 —
Jaune d'œuf....................	N° 1.
F. S. A.	

2° Potion :

Hydrate de chloral	2 à 4 grammes.
Sirop de framboises	30 —
Hydrolat de menthe	60 —

C'est une potion hypnotique à prendre en une ou deux fois.

Tous les hypnotiques ont été employés. Nous n'en citerons que quelques-uns.

Le *sulfonal* est utilisé à la dose de 1 à 3 grammes en cachets à prendre avec un liquide chaud. Ce médicament est surtout efficace dans l'insomnie nerveuse due à l'excitation cérébrale.

Le *trional* paraît assez spécialement indiqué ; il doit être employé pendant peu de temps, pas plus de trois ou quatre jours, parce qu'il a des effets accumulatifs très marqués. La dose à prendre au moment du coucher est de 1 gramme à $1^{gr},50$ en une seule dose. On peut prescrire :

Trional	1 gramme.
Huile d'amandes douces	20 grammes.
Sucre	8 —
Gomme adragante	
Gomme arabique	$\tilde{a}\tilde{a}\ 0^{gr},30$
Eau de fleurs d'oranger	10 grammes.
Eau de laurier-cerise	2 —

(Pouchet.)

A prendre dans un demi-verre d'eau.

Le *véronal* est aussi utilisé avec succès. On l'emploie à la dose de $0^{gr},30$ à 1 gramme en cachets.

Encéphalopathie congestive. — Elle sera combattue par la *glace* sur la tête et des bains *sinapisés*.

Formes névralgiques. — Les manifestations douloureuses seront traitées par l'*aconit*.

On peut prescrire :

Extrait de racines d'aconit.............	0^{gr},01
Bromhydrate de quinine................	0^{gr},10

Pour une pilule ; en prendre une à quatre par jour.

(Lyon et Loiseau.)

On a aussi proposé l'emploi de l'aconitine.

Il ne faut pas oublier qu'il y a incompatibilité notamment avec l'iodure de potassium, le bicarbonate, le borate de soude, etc.

On l'a prescrite de préférence sous forme de granules, dosés à un dixième de milligramme (*Codex*).

Il ne faut pas donner plus de trois ou quatre de ces granules en vingt-quatre heures.

L'*antipyrine* est particulièrement indiquée, elle aussi, dans les douleurs névralgiques.

On prescrira encore la **phénacétine**, à la dose de 0^{gr},25 à 1^{gr},50.

On peut encore conseiller le **pyramidon** à la dose de 0^{gr},30 à 1 gramme en cachets :

Pyramidon......................	2^{gr},40.
Sirop de limon..................	30 grammes.
Eau distillée...................	Q. S.

Pour 120 centimètres cubes.
Une cuillerée à soupe renferme 0^{gr},30 de pyramidon.

Tremblement. — Contre le tremblement, on a préconisé le **bromyhdrate de scopolamine.** C'est un médicament utilisé en solution, à la dose de un dixième de milligramme à un demi-milligramme. Il est très toxique.

On peut prescrire:

> Bromhydrate d'hyoscine........   0ᵍʳ,006
> Eau chloroformée saturée........ 180 grammes.

On donnera, en allant en augmentant progressivement, de —
deux à dix cuillerées à café par jour.

La *vératrine* présente les incompatibilités
habituelles des alcaloïdes et donne parfois des
troubles gastro-intestinaux.

On peut prescrire :

> Vératrine 0ᵍʳ,005
> Poudre d'opium brut.................... 0ᵍʳ,01
>   Pour une pilule ; en prendre une matin et soir.

ou la teinture de veratrum viride (V à X gouttes
par jour.

Fièvre basedowienne. — On recommande surtout l'antipyrine, la quinine et au besoin l'hydrothérapie.

Le *fer* a été administré chez les anémiques. Il
doit être réservé à des formes tout à fait spéciale.

L'*arsenic*, donné comme reconstituant, est
en général mal toléré. On doit préférer la forme
des cacodylates.

Toujours comme reconstituant, on a donné le
glycérophosphate de soude, à la dose de 0ᵍʳ,25,
à 1 gramme, en solution ou en sirop. On doit
préférer le phosphate de soude.

Les préparations *iodées* sont en général, même
à petites doses, mal tolérées ; elles peuvent raviver

le symptôme nerveux, amaigrir et débiliter les malades.

De toutes les médications générales, celle qui paraît avoir une efficacité marquée est le *salicylate de soude*, vanté par Chibret et qui a donné, entre les mains de Babinski, de bons résultats.

C'est à ce produit qu'il est préférable d'avoir recours d'emblée, car les faits rapportés jusqu'ici paraissent montrer qu'il a une efficacité très réelle et bien supérieure à toutes les autres préparations pharmaceutiques, tant pour les résultats immédiats que pour les résultats éloignés.

On doit prescrire 3 à 4 grammes de salicylate de soude avec des interruptions pendant plusieurs mois.

Salicylate de soude.................   15 grammes.
Sirop de groseilles................   300   —
Une, deux, trois cuillerées par jour.

Chez les enfants, les médications ne diffèrent pas de celles que l'on prescrit aux adultes.

La formule suivante est préconisée par Gillespie, cité par Comby :

Bromure de strontium........... } ãã 1^{gr},50
Iodure de strontium.............)
Sirop d'écorces d'oranges...........   30 grammes.
Eau distillée......................   120   —

Une cuillerée à dessert trois fois par jour. On donne ainsi cette médication pendant un mois; on suspend et on reprend ensuite.

4° TRAITEMENT DIÉTÉTIQUE ET HYGIÉNIQUE.

I. — Régime.

Une vie calme et tranquille est indispensable aux sujets atteints de goitre exophtalmique. Toutes causes d'excitation, réunions nombreuses, théâtre, visites, et en général toutes les obligations d'une vie mondaine doivent leur être interdites ; le surmenage, le travail forcé ont les mêmes inconvénients chez les sujets obligés de gagner leur vie. Ces malades doivent se lever tard, se coucher tôt, user de l'hydrothérapie ou des bains suivant les indications, passer des heures sur la chaise longue. La plupart du temps, ils doivent renoncer à toute occupation.

Il est une question qui peut se poser quelquefois chez les jeunes filles atteintes de basedowisme, c'est la question du mariage et de la grossesse. Nous ne voulons pas parler ici des cas dans lesquels il existe des symptômes alarmants ; mais certaines malades supportent très bien, comme l'a dit le professeur Ballet, leur goitre exophtalmique et n'en sont nullement incommodés ; il est évident que la grossesse est mal supportée par les malades atteintes de phénomènes graves ; mais celles chez lesquelles le basedowisme est léger peuvent avoir des enfants, sans être exposées à des accidents aigus ; le goitre exophtalmique peut favoriser les fausses couches. Il est donc prudent, en général, de déconseiller le mariage aux jeunes filles qui en sont atteintes.

Le régime diététique des basedowiens demande également à être dirigé. Tout excitant tel que le café, le thé, les boissons alcooliques ou à essences, doit être proscrit; le tabac ne peut avoir qu'une influence funeste.

L'alimentation elle-même doit être surveillée de façon à éviter toute auto-intoxication intestinale. Les aliments pimentés, les viandes faisandées, les crustacés doivent être évités. Le régime peut se résumer en une alimentation simple se composant de viandes grillées ou rôties, de légumes cuits, de pâtes alimentaires, de fruits. Un certain nombre de basedowiens ont des phénomènes d'entérite muco-membraneuse et doivent être soumis au régime employé en pareil cas.

Les malades seront pesés, car il n'est pas rare de constater chez eux, comme l'a montré Huchard, des crises d'amaigrissement, même en dehors de tout état aigu ; on peut dire que tout basedowien qui engraisse et augmente de poids est en voie d'amélioration, tandis que tout sujet qui perd de son poids va plus mal. Les malades ont en général des éliminations exagérées et une activité anormale des échanges nutritifs et respiratoires; ils brûlent les substances introduites dans leur économie plus vite que les sujets normaux; ils sont maigres et n'ont en général pas de réserves.

Le rôle du corps thyroïde dans les échanges phosphorés est considérable, tandis qu'il est pour ainsi dire nul dans les échanges azotés ; chez une basedowienne, l'élimination des phosphates peut être dix fois supérieure à la normale, si bien que Scholz prononce chez ces malades le nom de diabète phosphaturique. Ces données pathologiques sont d'ailleurs confirmées par les recherches urologiques faites chez les chiens à qui on administre du corps thyroïde.

De cet état de la nutrition naît une indication thérapeutique capitale, c'est la *suralimentation* ; il s'agit bien entendu d'une suralimentation intelligente, consistant en des repas petits, fréquents et réglés, en un régime varié excluant les aliments azotés inutiles et comprenant les hydrates de carbone, les graisses et les aliments riches en phosphore.

C'est à ce titre que l'huile de foie de morue, les œufs trouvent leurs indications ; le régime lacté absolu est en général inutile et gagne à être remplacé par un régime mixte.

Il nous reste deux mots à dire d'un régime d'introduction récente et du à Konrad Alt.

D'après lui : 1° les basedowiens présentent souvent de la glycosurie alimentaire, de sorte que la limite de tolérance pour les hydrates de carbone se trouve abaissée, et, comme conséquence, on ne peut songer à couvrir les pertes en calories par ce genre de nourriture ; 2° les œdèmes ne sont pas rares, ce qui tient à l'insuffisance rénale et à l'élimination imparfaite du chlorure de sodium.

Le *régime déchloruré* aurait des avantages ; aussi Alt limite-t-il la quantité de sel ingéré à 4 grammes par jour ; la base du régime est du lait, de la crème fouettée, du beurre ; plus tard, on donne de l'albumine et de la graisse. Ce régime aurait donné d'excellents résultats. Il faut surtout retenir l'importance de la déchloruration chez les malades prédisposés aux œdèmes.

II. — Hydrothérapie.

L'hydrothérapie tient à juste titre une très grande place dans le traitement de la maladie de Basedow ; mais elle doit être maniée avec une très grande prudence et ne doit être confiée qu'à des mains très expérimentées. Les basedowiens ont un équilibre nerveux tellement instable que l'hydrothérapie, si elle n'est pas appliquée d'une manière judicieuse, peut déterminer une exagération de tous les symptômes de la maladie.

Différentes méthodes ont été expérimentées : méthodes de Beni-Barde, de Gruell, de Thermes, de Peter, etc.

Les opinions les plus diverses ont été émises, et il semble qu'on n'ait pas toujours tenu compte, dans les applications hydrothérapiques, des conditions de force, de jet, de température, qui peuvent ou calmer ou irriter au contraire, suivant le tempérament du sujet. D'une manière générale, sauf quand il s'agit de basedowiens peu excitables, la douche froide doit être proscrite, parce qu'elle peut donner un choc, qui, en agissant sur l'émotivité du malade, provoque une exagération des symptômes. Les immersions dans l'eau froide ne nous paraissent guère plus favorables, et c'est toujours aux procédés de sédation qu'il faut donner la préférence :

1° La lotion sur tout le corps, matin et soir, faite avec de l'eau tiède légèrement alcoolisée à l'eau de Cologne, suivie d'un essuyage sans friction ;

2° L'enveloppement dans un drap mouillé tiède ;

3° Le bain à 35°, 37° ;

4° La douche écossaisse, c'est-à-dire la douche tiède sur tout le corps en pluie, plus ou moins longue, suivie d'une douche froide courte ; la douche écossaise peut être donnée sans transition ou avec transition.

Dans le premier cas, la douche est donnée primitivement à une température de 35 à 36°, que l'on élève progressivement à 40, 43 et même 45. On maintient cette température pendant une à trois minutes, puis l'on donne brusquement le jet froid très court pendant dix secondes. Par ce procédé, on peut obtenir des effets révulsifs, qu'on peut réserver aux basedowiens anémiés qui ne supportent pas la douche froide.

Dans l'immense majorité des cas, c'est à la douche écossaise avec transition qu'il faut avoir recours.

On administre d'abord pendant une minute environ une douche chaude ; puis on abaisse progressivement et lentement la température du jet pendant dix à vingt secondes ; ce procédé est particulièrement doux.

L'eau froide doit être réservée aux sujets capables de supporter l'action tonique de cette médication sans qu'il en résulte des répercussions sur le système nerveux.

En dehors des applications générales, certains auteurs ont préconisé, pour agir plus spécialement sur le goitre, soit l'applicatipn d'un sac de glace, — qui, d'après Jaccoud, a comme unique indication l'intumescence· thyroïdienne avec suffocation, — soit encore, comme le recommande Tschirnek, la compresse de Priessnitz pendant la nuit.

III. — Massage.

D'après Codet, le massage sédatif exerce une action favorable sur le goitre. On doit surtout pratiquer l'effleurage, en promenant légèrement la main entière, ou l'extrémité des doigts, sur la région, en suivant le sens du courant veineux ; l'effleurage doit être fait largement, c'est-à-dire sur une large zone. On peut ainsi effectuer du massage précordial et thoracique, afin de diminuer la tachycardie, l'arythmie, la dyspnée.

On peut répéter la même manière de faire sur le corps thyroïde, le pneumogastrique, le sympathique, les muscles occipitaux, cervicaux, intercostaux.

Les troubles oculaires bénéficient en général d'un massage vibratoire consistant en mouvements très rapides, en exerçant des pressions successives sur les globes oculaires. Les séances durent de deux à trois minutes.

Le massage abdominal par pression profonde est un bon décongestionnant et un dérivatif (Cautru).

5° ISOLEMENT ET TRAITEMENT PSYCHOTHÉRAPIQUE.

Les malades atteints de goitre exophtalmique ont en général des modifications de l'état psychique qui les rendent réfractaires à une thérapeutique méthodique; souvent tout changement dans la médication est accueilli avec un enthousiasme bientôt suivi de désillusions; lorsque la série thérapeutique a été épuisée en quelques semaines, ils se déclarent incurables, tombent dans un état de dépression ou parfois, maudissant l'impuissance des médecins, se décident à aller vivre, loin des leurs, en pleine campagne, menant la vie simple des habitants du pays et sont tout étonnés de voir leurs symptômes s'amender.

Ils ont ainsi pratiqué l'isolement, qui leur fut tant conseillé et qu'ils avaient refusé avec énergie. Les basedowiens sont en effet des sujets d'une émotivité extrême, et tout choc moral, si insignifiant soit-il, tout contact trop rude pour leur sensibilité, prend l'importance d'un véritable traumatisme psychique. Contradiction, blessure d'amour-propre, voire sollicitude extrême pour leur état, tout est pour eux prétexte à réaction exagérée, et chaque petit choc est prétexte à exagération des symptômes.

Si le goitre exophtalmique en effet se traduit par un trouble dans la fonction thyroïdienne, il ne faut point oublier qu'il évolue sur un terrain prédisposé par une hérédité nerveuse ou neuro-arthritique. Si l'hérédité similaire est exceptionnelle et si le goitre exophtalmique familial et héréditaire est une rareté, il ne faut point perdre de vue qu'une tare nerveuse initiale se rencontre chez la plupart des sujets qui en sont atteints, et que cette tare nerveuse est mise à son tour en jeu par l'intoxication thyroïdienne. Léopold Lévi et Henri de Rothschild ne prétendent-ils point avoir produit le nervosisme expérimental par l'intoxication thyroïdienne, poussant peut-être à l'extrême cette vérité que, plus que d'autres poisons endogènes, le poison thyroïdien est plus nocif pour le système nerveux.

Le repos psychique absolu est donc indispensable, et l'isolement dans une maison de santé sous une direction médicale peut aider à la cure de repos. Il a l'avantage de soustraire les malades à leur milieu et de les discipliner, de leur éviter toute fatigue et de les soumettre à une hygiène rationnelle avec des heures de repas et de repos réglées d'avance.

La psychothérapie joue un rôle efficace dans le traitement de ces malades ; l'émotivité incessante qui les caractérise, les palpitations cardiaques, les angoisses qui les assaillent leur font craindre toute manifestation anormale, comme le début d'accidents graves. Certains ont des troubles de la marche et ont peur d'être paralysés. Le fait de la présence d'un médecin dans leur voisinage, les paroles rassurantes qu'il leur adresse suffisent pour diminuer les réactions nerveuses. La suggestion ne nous paraît pas avoir une action thérapeutique curative, quoique à l'heure actuelle nombre de médecins lui attribuent les succès obtenus par les thérapeutiques diverses. Il est possible que l'hystérie revête le type clinique de la maladie de Basedow ; ainsi s'expliquent certains cas où elle apparut subitement ; ainsi s'explique le fait de Prengrueber, où, à la suite d'une opération simulée, les symptômes disparurent. Ces faits sont exceptionnels ; il est incontestable que le syndrome basedowien, qui est l'apanage du sexe féminin, résiste à la plupart des suggestions, et les apôtres les plus convaincus de la médication suggestive en sont à compter leurs succès. La persuasion judicieusement employée peut au contraire exercer une influence favorable.

L'isolement est donc un adjuvant de la plus haute importance; mais il est des cas où il s'impose comme une nécessité absolue : ce sont ceux où les troubles psychiques revêtent une allure inquiétante et constituent de véritables psychoses, mélancolie à forme dépressive, manie, obsessions, idées de persécution avec tentatives de suicide. Au cas même où les malades ou leur entourage se refusent à employer l'isolement, il peut être nécessaire d'imposer l'internement d'office en raison de la gravité des troubles présentés : les basedowiens atteints de troubles psychiques graves ne sont pas l'exception dans les asiles d'aliénés.

6° TRAITEMENT CLIMATÉRIQUE ET THERMAL.

Dans la très grande majorité des cas, le séjour au bord de la mer doit être évité ; le nervosisme, l'irritabilité augmentent, les phénomènes s'accentuent sous l'influence des vents violents et des modifications brusques de la température. Cependant, quelques malades ne sont nullement influencés par un séjour marin, pas plus que par un voyage en mer. En général, il faut tenir compte des susceptibilités individuelles et conseiller de préférence le séjour dans une station abritée du Sud-Ouest et de la Méditerranée.

La cure dans la montagne est en général mieux tolérée, mais à une condition, c'est qu'il ne s'agisse pas d'une cure d'altitude. Les hautes altitudes agissent de façon défectueuse sur les basedowiens anémiés, accélèrent les battements cardiaques; il en est de même des excursions dans la montagne. Aussi, comme règle générale, convient-il de préférer les altitudes moyennes, dans des localités très abritées du vent.

Bien souvent, point n'est besoin de satisfaire une indication spéciale; le séjour dans le calme de la campagne, dans un pays boisé, suffit pour reposer les malades d'une vie mouvementée.

La cure thermale peut être un adjuvant utile du traitement du goitre exophtalmique.

Les eaux sédatives en général sont celles qui donnent les meilleurs résultats; Huchard et Piatot vantent les bons résultats obtenus à Bourbon-Lancy, où, sur 22 cas de goitre exophtalmique, 10 ont fonctionnellement disparu, 5 ont été améliorés, 7 autres n'ont obtenu aucun résultat.

Les eaux bromurées, comme Bourbonne-les-bains, les stations de Dax, d'Ussat, de Salies-de-Béarn, conviennent aux malades excités.

Les eaux de Néris seront utiles aux sujets qui ne sont point atteints de bouffées congestives.

Si les malades sont cachectiques, La Bourboule, le Mont-Dore sont indiqués par leur teneur en arsenic. De même les eaux ferrugineuses de Pougues, Bussang, Lamalou, Luxeuil peuvent

être conseillées chez les sujets chez qui la maladie
s'accompagne d'anémie.

Châtel-Guyon, Plombières sont parfois utiles
aux malades dont l'appareil hépatique et gastro-
intestinal fonctionne mal et qui sont, par suite,
plus exposés à des exaspérations de la maladie
sous l'influence d'auto-intoxication.

7° TRAITEMENTS MIXTES.

Les divers traitements conseillés ne s'excluent
pas en général les uns les autres ; souvent, si l'on
veut agir vite, on se trouvera bien de leur association.

Dubois (de Berne) n'hésite pas à joindre à la
psychothérapie, l'électrothérapie et l'opothérapie.

L'isolement, l'hydrothérapie s'appliquent à
tous les cas.

La sérothérapie peut être employée en même
temps que le traitement électrique.

Dans les cas où certains symptômes, tels que
l'insomnie, prennent une place prépondérante,
aucune raison ne s'oppose à l'emploi des hypnotiques comme médicaments temporaires et d'exception, etc.

II. — TRAITEMENT CHIRURGICAL.

I. — Injections médicamenteuses.

Ces injections ne doivent être pratiquées que
dans des cas tout à fait exceptionnels ; on peut dire,
du reste, qu'on les a presque complètement aban-
données. Elles exposent à des accidents septiques,
à des hémorragies parfois considérables, à des
douleurs d'oreille, enfin parfois à des suppurations
longues à tarir ; on a même signalé des morts
subites. On a injecté des solutions iodées ou
iodo-iodurées à la dose de $0^{gr},50$ à 1 gramme. On
a conseillé aussi les injections d'éther iodoformé,
suivant la formule suivante :

    Iodoforme........................   4 grammes.
    Éther.   20   —

Pour ce médicament, on pratique de temps à
autre une injection de 1 centimètre cube au point
où le goitre fait le plus de saillies, de préférence en
un point éloigné des jugulaires. L'intervention est
souvent suivie d'un état nerveux intense, d'une
tension plus marquée du goitre. Il peut même
parfois se produire un état demi-syncopal.

Pitres, Abadie, Collon ont signalé des résultats
satisfaisants.

II. — EXOTHYROPEXIE.

Cette opération, tentée par Jaboulay et par Poncet, est aujourd'hui complètement abandonnée. On sait en quoi elle consiste : après une incision convenable, le corps thyroïde est amené à l'extérieur et maintenu à l'air libre, où on le laisse se flétrir.

III. — THYROIDECTOMIE.

La thyroïdectomie totale expose, comme on le sait, au myxœdème. Aussi, quoique cette opération ait donné entre les mains de Tillaux quelques succès, elle est aujourd'hui complètement abandonnée. On lui préfère la thyroïdectomie partielle. Les protagonistes de cette intervention disent que la maladie de Basedow est due à l'hyperfonctionnement du corps thyroïde ; ils en concluent qu'il faut enlever une partie de la glande.

Si la quantité enlevée est trop peu importante, on risque d'avoir fait une opération inutile et de n'avoir en rien modifié les symptômes de la maladie. Si on enlève une trop grande partie de substance, on expose le malade au myxœdème.

La question peut donc se poser ainsi : quelle quantité de glande faut-il enlever pour être utile à son malade sans risquer de lui être nuisible. La réponse est des plus simples : il est impossible d'apprécier les limites de l'exérèse. C'est pourquoi la thyroïdectomie ne sera jamais une opération de

choix. En outre, si l'on enlève un lobe, il se produit
assez souvent une hypertrophie du lobe voisin,
témoin le malade de Jaboulay, qui, après l'ablation
des trois lobes du corps thyroïde, n'était nullement
amélioré.

Cette intervention comporte, en outre, une
mortalité lourde : 17 p. 100 statistique d'Allen Starr,
15 à 30 p. 100 Bérard, 15 p. 100 Maillot, 40 p. 100
Tricomi. Sans doute, d'autres opérateurs ont été
plus heureux, et notamment Doyen dit avoir eu des
guérisons parfaites dans une douzaine de cas, avec
la technique très rapide qu'il emploie. Néanmoins
on ne peut pas ne pas tenir compte de la lourde
mortalité de cette opération, qui peut se produire
dans les quelques heures qui la suivent par suite
d'une intoxication suraiguë par irritation de la
glande durant l'intervention.

. Les accidents consécutifs ne sont pas rares ; il y
a des hémorragies graves dues à ce que les vaisseaux sont considérablement dilatés ; une fièvre
postopératoire qui peut aller jusqu'à 40° ;
des complications bronchopulmonaires ; des
troubles cardiaques.

Tels sont les principaux accidents de cette
intervention.

Examinons maintenant les résultats qu'elle est
à même de donner.

D'après Doyen, la guérison de la maladie serait complète. En regard de cette opinion, il faut
signaler celle d'autres auteurs, comme Valençon

et Brissaud, qui ont noté que l'exophtalmie n'est jamais modifiée, que la tachycardie est parfois augmentée, que le signe de De Graefe ne cède pas.

Il faut mentionner encore que les suites éloignées sont grevées parfois de cas de folie ou de simples troubles intellectuels..

On voit, par ce résumé, combien on doit se montrer circonspect, d'autant plus qu'on est loin d'avoir éclairci si la thyroïdectomie convient plutôt à un goitre vrai qu'à un goitre basedowifié.

Il paraissait logique d'estimer que le goitre simple, basedowifié ultérieurement, était plus justiciable que l'autre de la thyroïdectomie ; c'était là l'opinion du professeur Marie. D'autres faits, notamment ceux de Haskowec, sont en faveur de l'opinion contraire.

La technique de la thyroïdectomie partielle est variable suivant les cas :

1° On peut pratiquer la *thyroïdectomie extra-capsulaire ;* après avoir incisé les parois, on arrive sur la capsule du goitre, qui est très vasculaire, et on décortique. On continue en faisant une hémostase très soignée, veineuse et artérielle ; on ne doit couper les vaisseaux qu'après avoir jeté sur eux une double ligature. On sectionne la tumeur en faisant attention au nerf récurrent. Si le volume de la tumeur est trop considérable, si elle est trop profonde, il est préférable de ne pas poursuivre l'opération. On se heurte très souvent à des rencontres imprévues, car le paquet vasculo-nerveux, le pharynx, l'œsophage, le grand sympathique sont déplacés et souvent très adhérents. Le goitre plongeant comporte des difficultés spéciales.

2° La *thyroïdectomie sous-capsulaire, énucléation massive de Poncet*, consiste à pratiquer l'ablation en se tenant le plus possible en dedans de la capsule propre. Toujours ici l'extirpation est partielle. Cette opération, parfois difficile dans les goitres anciens, permet de pratiquer plus facilement l'hémostase.

3° La *thyroïdectomie intraglandulaire*, ou *strumectomie de Socin*, est presque analogue à la précédente, mais plus conservatrice encore.

Non seulement elle passe à l'intérieur de la capsule, mais encore dans l'épaisseur même de la glande.

On enlève seulement le noyau goitreux, en laissant en dehors de l'intervention les parties saines.

Cette opération est réservée au goitre exophtalmique consécutif à une petite tumeur ou à un petit kyste du corps thyroïde, ou encore lorsqu'on ne veut enlever qu'une partie restreinte de la glande.

IV. — LIGATURE DES ARTÈRES THYROIDIENNES.

Les déboires occasionnés par la thyroïdectomie ont amené les chirurgiens à essayer de diminuer

la sécrétion thyroïdienne par des opérations par-
cellaires exécutées en série.

En agissant ainsi, ils espèrent pouvoir éviter
soit de pratiquer une opération insuffisante qui ne
modifie en rien le goitre, soit de la pratiquer trop
large, ce qui expose au myxœdème, ainsi qu'on le
voit dans la thyroïdectomie partielle. Kocher, qui
est le protagoniste le plus en vue de cette
méthode, pratique des interventions successives
effectuées à quelques jours de distance les unes
des autres, et en n'intervenant à nouveau que
lorsqu'il a pu se rendre compte des résultats
obtenus par l'intervention antérieure. Si, dit-il,
nous lions une artère, nous obtenons une petite
amélioration; si nous lions deux artères, l'effet
est plus considérable ; si nous enlevons un lobe,
l'effet est encore plus grand. Si on fait une ligature de trois ou quatre artères, on peut avoir un
très bon résultat.

En Allemagne, cette intervention est, ainsi qu'en
Suisse, pratiquée assez couramment. En France,
on y a beaucoup plus rarement recours.

Sous une bénignité apparente, la ligature est
aussi délicate que la thyroïdectomie, parce qu'il
est difficile d'arriver sur les troncs vasculaires,
dont les rapports anatomiques sont modifiés par
le goitre, et aussi parce qu'il y a lieu de craindre,
à cause de la fragilité spéciale des artères, des
hémorragies graves secondaires.

Kocher lui-même a vu la ligature des quatre

artères thyroïdiennes être suivie de myxœdème. On n'est pas non plus à l'abri des récidives ; on peut en donner comme exemple le cas de Lavisé : après la ligature des artères, le goitre diminua graduellement de volume ; les troubles vasculaires disparurent ; le tremblement fut considérablement amélioré, et l'on pouvait espérer une guérison radicale quand, au bout de quelques mois, tous les accidents généraux reparurent, et le malade succomba aux progrès de la maladie de Basedow.

Les guérisons incomplètes sont aussi fréquentes ; il semble, d'après Kocher lui-même, que l'on a surtout une action réductrice du volume du corps thyroïde. L'auteur ajoute qu'il n'a pu réussir à supprimer les lésions secondaires telles que l'exophtalmie, et il passe sous silence ce que deviennent la tachycardie, les oppressions, les battements de cœur.

Au Congrès de médecine interne de Paris 1907, au cours de la discussion, Kocher fils est venu défendre cette intervention ; dans son exposé, il a paru considérer que le point capital était de diminuer le volume du goitre, et que, pour l'obtenir, il fallait avoir recours d'emblée à l'intervention chirurgicale, aussi précoce que possible. Quant aux autres troubles, il avoue que, étant de nature plutôt nerveuse, ils sont du ressort du médecin.

V. — Sympathicectomie.

La sympathicectomie a été tentée la première fois par Jaboulay, sur un malade qui n'avait obtenu aucun résultat de la thyroïdectomie.

Abadie, Jaboulay, etc., pensèrent que le goitre exophtalmique était dû moins à l'hyperfectionnement du corps thyroïde qu'à une excitation permanente du grand sympathique cervical, dont la conséquence est l'exophtalmie, les palpitations, la dilatation des vaisseaux du cou, etc. On en conclut qu'il n'y avait pour guérir le goitre qu'à intervenir sur le sympathique.

Le manuel opératoire est quelque peu différent, suivant qu'on pratique la simple section, la résection partielle ou la résection totale.

L'éther semble l'anesthésique de choix, car la syncope se produit assez facilement ; il faut reconnaître que l'éther amène une dilatation veineuse qui peut voiler le champ opératoire.

L'incision suit le bord postérieur du muscle sterno-mastoïdien ; elle doit être longue d'une douzaine de centimètres; le nerf spinal doit être libéré sur une certaine longueur pour pouvoir, tout à l'heure, sans danger pour lui, bien soulever le sterno-mastoïdien. Les autres nerfs reconnus, on découvre rapidement le bord postérieur de ce muscle.

Dans le deuxième temps, on recherche le paquet vasculo-nerveux du cou ; le troisième temps consiste dans la recherche et la résection du sympathique. C'est sur le plan prévertébral, immédiatement en dedans de la saillie des tubercules antérieurs des apophyses transverses, qu'on le retrouve sous forme d'un ruban légèrement ondulé. Le nerf une fois trouvé, on le suit pour arriver jusqu'au ganglion supérieur, qui existe toujours et qui est en fuseau, ce qui permet de ne pas le confondre avec le ganglion du pneumogastrique, qui est arrondi. Quand on a évité toutes les causes d'erreur de découverte du nerf, on le libère, et, avant de le sectionner, on constate bien que le pneumogastrique, son voisin, est bien à sa place et que ce n'est pas sur lui que l'on va intervenir. On sectionne alors le tronc du sympathique, et ensuite on en pratique la résection jusqu'à et y compris le ganglion supérieur.

Quand on désire pratiquer la résection totale, il faut aller jusqu'au troisième ganglion cervical, ce qui complique considérablement l'intervention. La durée peut être d'une demi-heure et se prolonger aussi beaucoup plus longtemps.

D'après les panégyristes de la sympathicectomie, l'intervention comporte une assez minime gravité. Les véritables accidents sont peu nombreux; l'hémorragie n'est pas sérieuse, à moins de blessure de la jugulaire ou du confluent rétro-claviculaire.

La syncope est plus redoutable (deux fois sur trois interventions, Faure). Les quelques morts observées après l'opération sont dues soit à la maladie elle-même, soit à une complication intercurrente. Les suites opératoires sont simples : vascularisation du visage, salivation, accélération du pouls.

On observe pourtant, il est vrai, assez souvent, de violentes douleurs névralgiques derrière l'angle du maxillaire, au-dessus de la clavicule, et des douleurs de la joue et de la mâchoire qui font, dit Juvara, que les malades peuvent à peine ouvrir la bouche et que la mastication est un véritable supplice ; enfin des troubles de déglutition s'accompagnant de douleurs marquées.

En dehors de ces accidents, il importe de fixer la mortalité de l'intervention. Sur 41 cas réunis dans la thèse de Herbet et dans celle de Marqués, il y a eu 9 morts, dont 6 rapidement après l'opération.

Il semble donc qu'on soit autorisé à conclure que cette opération comporte pour la vie des malades des dangers très réels. Dans la majorité des cas, les résultats ont été très inconstants, et on note la persistance, avec ou sans atténuation d'un ou de plusieurs des symptômes cardinaux de la maladie ; toutes les combinaisons sont du reste possibles.

A côté de ces demi-insuccès, il faut signaler les insuccès francs, dans lesquels la maladie n'a été en rien modifiée, ou a continué de s'aggraver.

Au total, sur 45 cas il y a eu en tout 10 guérisons définitives.

III. — TRAITEMENT DE QUELQUES COMPLICATIONS.

Les complications du goitre exophtalmique sont assezrares ; le plus souvent les malades succombent à une infection intercurrente, quand ils sont arrivés à un certain degré de cachexie. Cependant un certain nombre de symptômes peuvent passer au premier plan et nécessiter un traitement spécial.

C'est ainsi que la tumeur thyroïdienne peut devenir gênante par son volume dans le cas de goitre basedowifié ; les accidents consistent en accès de suffocation parfois très violents. Il y a alors une indication opératoire immédiate ; il faut enlever la portion de tumeur qui est l'agent de la compression (goitre plongeant).

L'asystolie peut s'accompagner, chez les basedowiens, de phénomènes graves, œdème, accès de dyspnée, albuminurie ; dans ces cas, il faut mettre les malades au régime lacté ; les préparations à base de digitale comme les pilules de Lancereaux (scille, scammonée, digitale) sont mieux tolérées que la caféine ; celle-ci, à très petite dose, est cependant supportée. La théobromine doit être employée avec ménagement chez les sujets particulièrement excitables.

Lorsque l'exophtalmie acquiert une intensité considérable et qu'elle va presque jusqu'à la luxation, elle peut constituer une véritable complication ; le globe de l'œil n'étant plus suffisamment protégé, il en résulte des conjonctivites, des kératites, qui peuvent aller jusqu'à la fonte du globe oculaire. Il faut donc protéger les yeux des malades, faire des lavages fréquents, car il semble que, dans certains cas, la vitalité des tissus soit diminuée et qu'ils soient plus accessibles aux infections. Dor a vu un kératocône chez une basedowienne améliorée par le traitement thymique et établit un rapport de cause à effet entre les deux affections.

Nous observons en ce moment une malade dont l'observation n'a pas été publiée et qui présente cette même coïncidence. Jusqu'ici, le traitement général de la maladie de Basedow ne nous a pas paru agir sur le kératocône d'une façon évidente.

Certains phénomènes nerveux peuvent constituer aussi une complication ; la paraplégie des basedowiens nécessite parfois l'emploi du massage, et de la rééducation. L'astasie-abasie sera combattue par le traitement psychothérapique habituel. S'il existe de l'atrophie musculaire, massage et galvanisation seront combinés.

Les troubles psychiques les plus graves nécessitent, comme il a été dit plus haut, l'internement.

Lorsqu'il existe de la glycosurie, le régime alimentaire diabétique est indiqué, mais il faut se garder d'exagérer le régime carné.

Enfin certains malades ont des œdèmes d'origines diverses. S'il s'agit de cet œdème tardif qui est le premier indice de l'apparition du myxœdème succédant au goitre exophtalmique, le traitement par le corps thyroïde peut être utile. S'il s'agit, au contraire, d'œdème d'origine cardiaque ou d'origine rénale, le régime déchloruré rend de grands services. Dans les œdèmes cachectiques, il est parfois nécessaire de maintenir le malade au lit.

III. — CONCLUSIONS.

Lorsque l'on veut traiter un goitre exophtal-mique, les principales indications à remplir sont de neutraliser la sécrétion thyroïdienne et d'agir sur le système nerveux.

La thérapeutique par **les humeurs d'animaux éthyroïdés** remplit la première indication ; elle échoue cependant dans un certain nombre de cas ; il est alors inutile, lorsque le sujet n'a pas réagi à la médication antithyroïdienne, de prolonger trop longtemps l'expérience ; mais, pour que celle-ci soit concluante, il faut employer des doses massives. Les malades qui présentent une forme typique réagissent mieux que ceux qui sont atteints de formes frustes.

Il est en même temps nécessaire de soumettre les malades à une cure de **repos physique et moral** et de leur éviter toute émotion.

Le traitement électrique constitue un moyen très utile, dont l'action sur différents symptômes est incontestable, lorsqu'il est pratiqué sous forme de la galvano-faradisation ; il doit régu-lièrement être essayé.

A côté de ces formes complètes de la maladie de Basedow, il est toute une série de syndromes basedowiformes : certains sont sous la dépendance de troubles de la fonction ovarienne ; c'est pourquoi il est indiqué d'employer l'**opothérapie ovarienne** dans les cas où le syndrome est apparu à la suite de la puberté, de la grossesse et de la ménopause.

Le traitement par le **thymus** a donné des résultats dans des formes analogues ; il nous paraît être le traitement de choix chez l'enfant.

L'**extrait hypophysaire** a une action sur les phénomènes cardiaques.

Parmi les médicaments, le **salicylate de soude** doit être placé au premier rang ; le **sulfate de quinine** mérite d'être essayé.

Quant au **traitement chirurgical**, il a des indications bien précises. Il est rarement urgent d'emblée ; mais on doit y avoir recours sans hésiter dans les formes de basedowisme aigu où l'évolution vers la cachexie se fait avec une rapidité foudroyante ; il est aussi indiqué dans les formes de goitre basedowifié où la tumeur donne lieu à des phénomènes de compression. Dans ces deux cas, l'intervention doit porter sur le corps thyroïde.

Il est des formes rebelles où tous les moyens médicaux échouent ; on est autorisé alors à intervenir soit en pratiquant la thyroïdectomie partielle, soit en pratiquant la sympathicectomie, moins dangereuse.

———————————

TABLE DES MATIÈRES

21 12-07. — Corbeil. Imprimerie Éd. Crété.

www.ingramcontent.com/pod-product-compliance
Ingram Content Group UK Ltd.
Pitfield, Milton Keynes, MK11 3LW, UK
UKHW022232080726
13614UKWH00007B/929